Dr. med. Ute Walk

MEHR ENERGIE in 4 Wochen

[In kleinen Schritten aus dem Erschöpfungslabyrinth

Mindset, Bewegung, Ernährung und Detox]

Inhalt

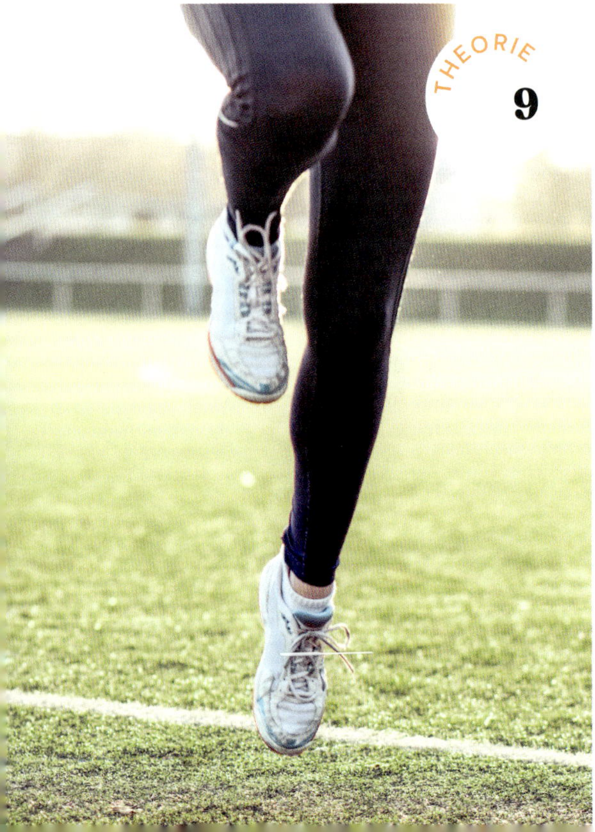

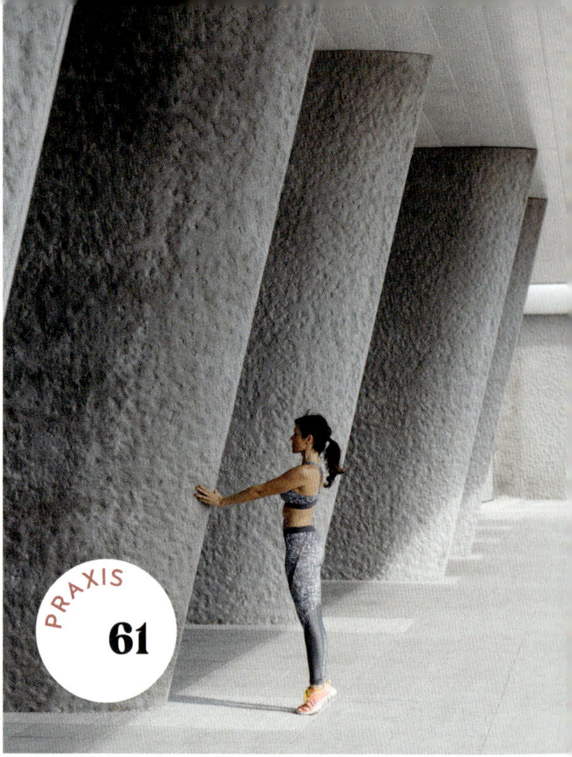

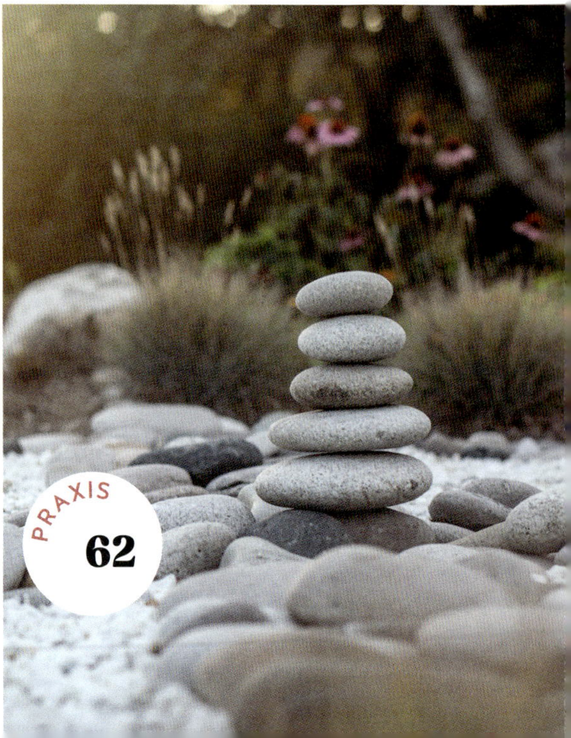

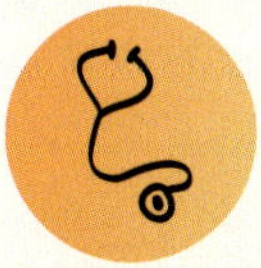

Theorie

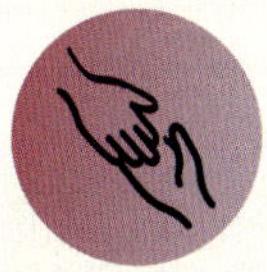

Praxis

Service

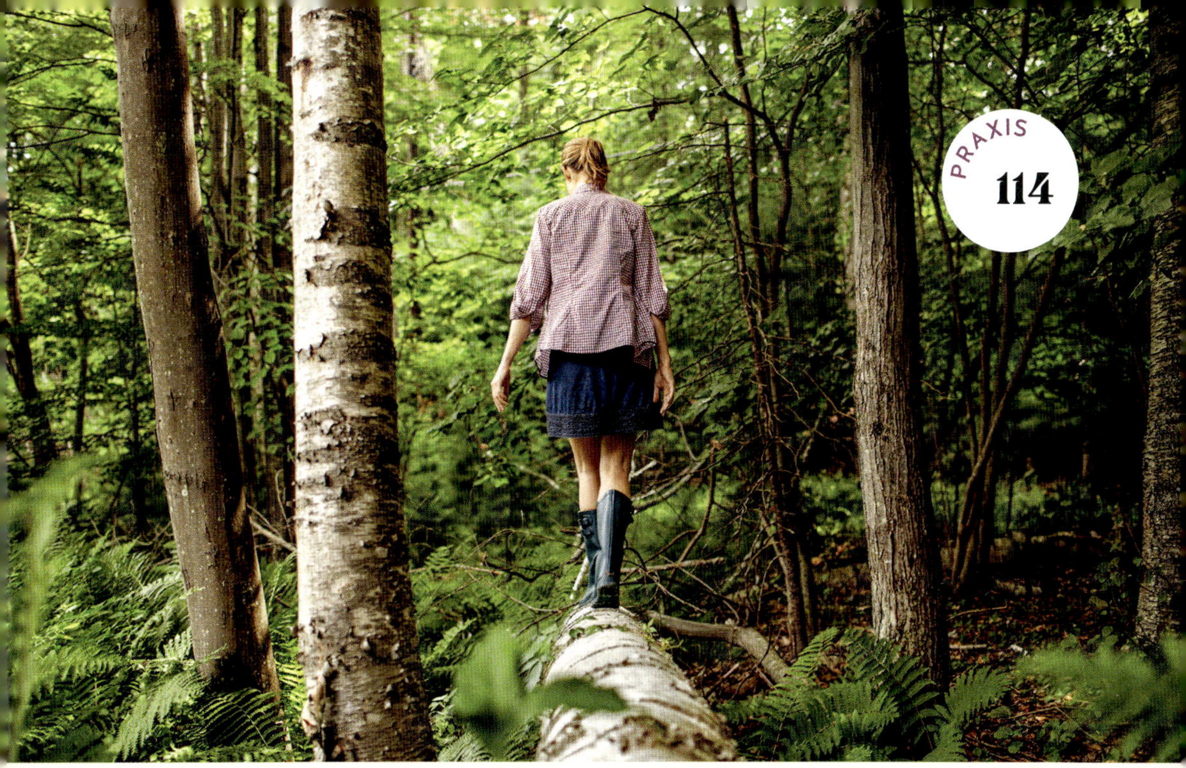

PRAXIS 114

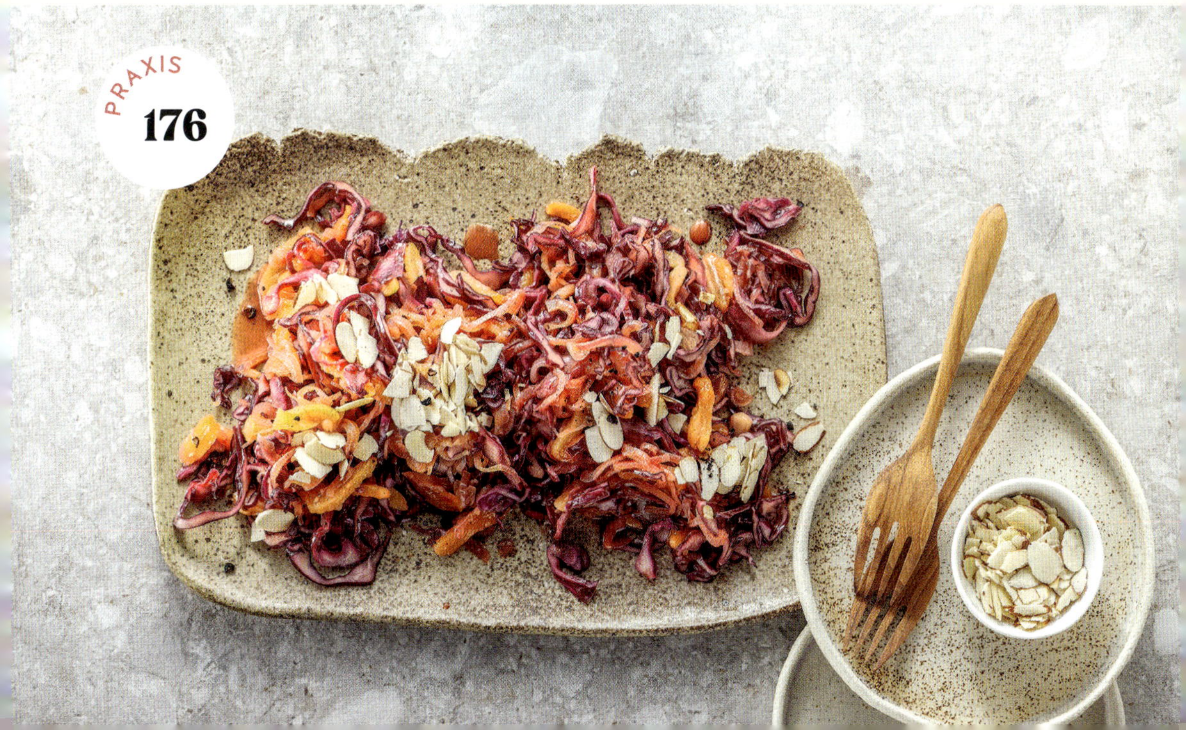

PRAXIS 176

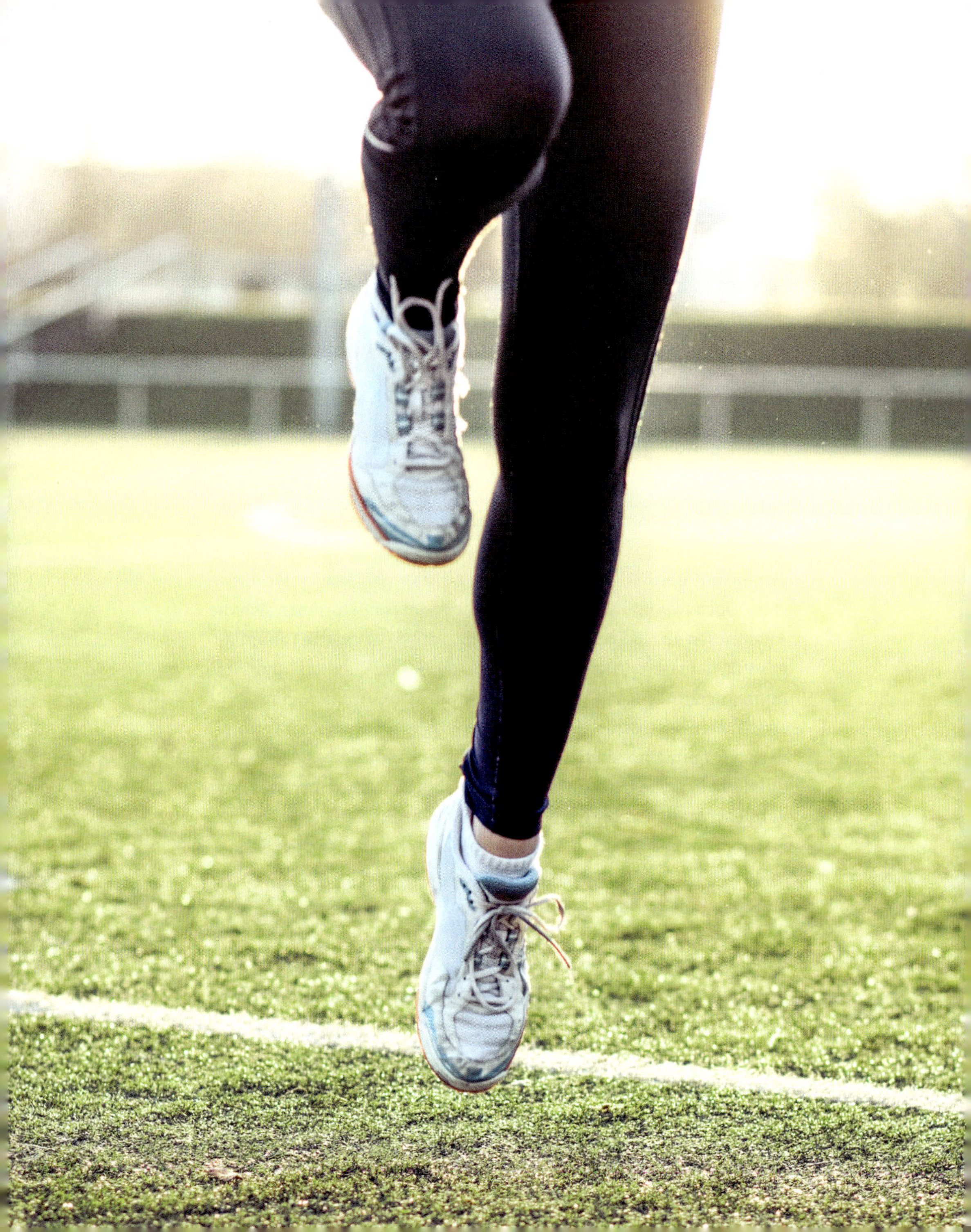

Erschöpfung, ein Syndrom

Sie fühlen sich müde und erschöpft, aber alle Untersuchungen ergaben normale Werte? Sie erholen sich nicht richtig durch Schlaf und haben verschiedene Beschwerden? Die Erklärung könnte ein Erschöpfungssyndrom sein, letztlich verursacht durch mangelnde Energieproduktion in Ihren Zellen.

So äußert sich das Erschöpfungssyndrom

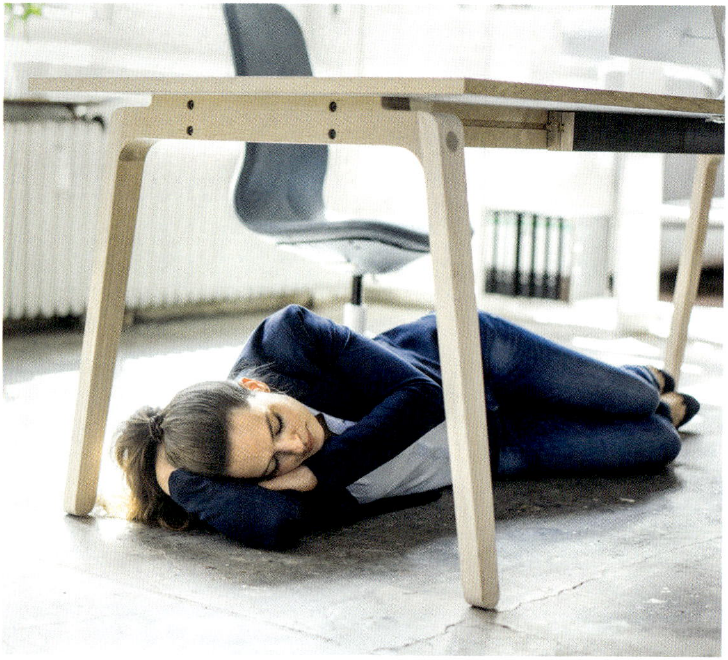

Sie sind körperlich nicht mehr belastbar und müssen sich nach leichteren Anstrengungen unverhältnismäßig lange ausruhen. Kennen Sie das? Auch, dass Sie tagsüber immer und überall einschlafen könnten? Können Sie sich zu Sachen, die Ihnen früher einmal Spaß gemacht haben, nicht mehr aufraffen?

Selbst die Verdauung macht Probleme – vielleicht leiden Sie an einer zunehmenden Anzahl an Nahrungsmittelunverträglichkeiten und wissen schon gar nicht mehr, was Sie essen sollen, ohne dass Ihr Bauch wehtut. Es kann sich auch eine verminderte Immunleistung entwickeln, Sie werden häufiger von Erkältungen geplagt und die Kraft, die der Körper zur Erholung aus dem Infekt aufbraucht, fehlt Ihnen im Alltag. Viele nehmen um die Körpermitte zu und bekommen ihr Gewicht nicht mehr in den Griff. Und auch die Haut macht Probleme. Diese optisch als negativ empfundenen Folgeerscheinungen schüren zusätzlich Frust und Resignation. Weitere Symptome lesen Sie auf Seite 16 und 17 sowie im Test in der vorderen Innenklappe.

Erschöpfung wird nicht als Krankheit verstanden

Alles in allem leben Betroffene in einem belastenden, die Lebensqualität gegebenenfalls deutlich einschränkenden Zustand. Bei manchen führt dieser gar bis in die Berufsunfähigkeit. Doch nicht nur erwachsene und berufstätige Menschen sind davon betroffen, selbst Kinder können Zeichen einer stoffwechselbedingten Erschöpfung aufweisen. Was nicht selten zur Folge hat, dass ihnen psychisch regulierende Medikamente verschrieben werden.

Meist vergeht viel Zeit, bis man wegen der unklaren Beschwerden zum Arzt geht. Irgendwann nimmt das Gefühl zu, dass sich bei einem derart reduzierten Wohlbefinden doch irgendeine Erklärung, sprich Krankheit finden lassen müsste. Doch beim »Check-up« bekommen von Erschöpfung betroffene Menschen meist zu hören: »Alles in bester Ordnung, Sie sind gesund.«
Erschöpfungszustände lassen sich medizinisch betrachtet keiner klassischen Diagnose zuordnen und werden deswegen in der medizinischen Wahrnehmung häufig übergangen. Sie werden nicht als Krankheit verstanden, im Fachjargon haben sie deshalb »keinen Krankheitswert«. Man bezeichnet derartige Zustände als »Befindlichkeitsstörung«. Eine für Betroffene und die Ärzteschaft unbefriedigende Situation und ein echtes Dilemma! Ärztinnen und Ärzte können den Betroffenen nicht helfen, und die Patienten, die in ihrer Lebensführung und Lebensqualität gegebenenfalls stark eingeschränkt sind, fühlen sich alleingelassen mit ihren Problemen. Das verschärft bei anhaltender Energielosigkeit ihre Verunsicherung und Mutlosigkeit und damit das Fortschreiten des Erschöpfungszustands. Das Bedürfnis, eine Erklärung für die Beschwerden zu finden und etwas dagegen unternehmen zu können, wächst. Und so suchen die Betroffenen oft viele verschiedene Ärzte auf.

An diesem Punkt kommt ein weiterer Aspekt der medizinischen Einschätzung zum Tragen: Wenn die gängigen Untersuchungen keine der etablierten Diagnosen erbringen, wird der Zustand im Gesundheitssystem oft psychischen Zusammenhängen zugeschrieben. Je mehr Untersuchungen ergebnislos verlaufen, desto eher sind auch die Betroffenen gewillt, psychische Gründe für ihre Symptome anzunehmen.

ENDSTATION: ENERGIEMANGEL

Auch wenn jeder und jede einen etwas anderen Schwerpunkt an Beschwerden hat – abhängig von der individuellen Disposition, den genetischen Bedingungen, den Belastungsmustern oder der Lebenssituation –, werden sich länger anhaltende Erschöpfungszustände immer ähnlicher. Allen gemeinsam ist ein zunehmend als quälend empfundener Energiemangel, das Gefühl, nicht mehr in seiner Kraft zu stehen. Gegebenenfalls verschlechtern gut gemeinte, aber kausal nicht wirksame Therapieansätze die Situation.

Und selbst wenn diese Kombination aus Energiemangel und unklaren Symptomen in unserer Gesellschaft sehr häufig auftritt, als normal sollte man diesen Zustand nicht verstehen. Dennoch: Tendenz steigend! So fand das Meinungsforschungsinstitut Forsa im Auftrag der Techniker Krankenkasse im März 2021 durch Befragung von 1000 Studienteilnehmern heraus, dass Stress und damit verbundene Erschöpfungssymptome im Vergleich zu 2013 um 30 Prozent zugenommen haben. Gleichzeitig lag die Quote der Arbeitszeitausfälle durch ungeklärte, oft als psychisch eingeordnete Diagnosen bei 20 Prozent und nimmt den höchsten Anteil ein. Erschöpfung stellt zunehmend ein ernst zu nehmendes gesellschaftliches wie volkswirtschaftliches Problem dar. Verstärkt wird dies durch mangelnde Hilfsangebote.

Erschöpfung vs. Medizinsystem

Selbst wenn Sie nach dem »Check-up« von Ihrem Arzt oder Ihrer Ärztin zu hören bekommen: »Alles in Ordnung!«, bedeutet das nicht, dass Sie sich Ihre Beschwerden einbilden. Auf keinen Fall. Handeln Sie. Vergeuden Sie nicht zu viel Energie in dem Kampf, im medizinischen System eine Erklärung für Ihre Beschwerden zu finden oder Anerkennung und Hilfe für Ihre Leiden entgegengebracht zu bekommen. Manche Betroffene beschäftigt das sehr. Aber mit hoher Wahrscheinlichkeit wird dieses Ansinnen (beidseitig) unbefriedigt bleiben. Und es kostet Sie nur wertvolle Rest-Energie. Im Zweifel beschert es Ihnen zusätzliche Symptom-orientierte Gaben von Medikamenten wie Psycho-

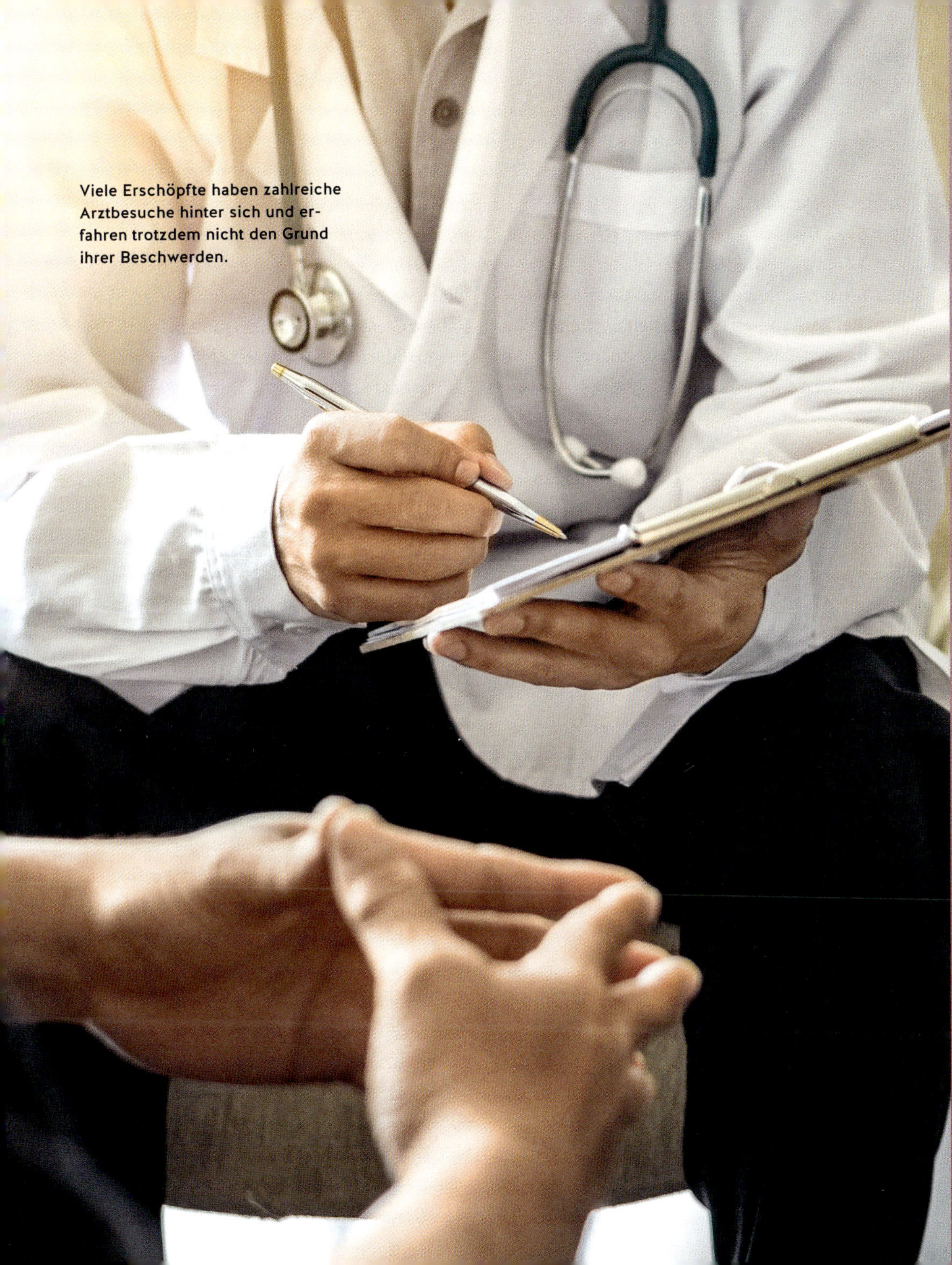

Viele Erschöpfte haben zahlreiche Arztbesuche hinter sich und erfahren trotzdem nicht den Grund ihrer Beschwerden.

pharmaka, Schlafmittel oder Betablocker. Diese werden Ihnen nicht helfen, sondern Ihren Zustand gegebenenfalls weiter deutlich verschlechtern. Denn diese Mittel wirken kontraproduktiv auf das, was das – verkannte – Problem ist: auf die geschwächte Energieproduktion in den Zellen.

Dieses Unverständnis basiert auf unserem hoch spezialisierten Medizinsystem. Effizient und schnell lindert es hervorragend akute Beschwerden. Auch ist es sehr klar im Einordnen von Symptomen in eine Diagnose-Klassifikation bekannter und dann eben auch »anerkannter« Erkrankungen. Sehr ausgefeilt ist auch die Diagnostik mittels immer weiter entwickelter bildgebender Verfahren. Auch die sogenannten Zivilisationskrankheiten werden breitenwirksam erfasst mittels klarer Diagnose-Kriterien und dann in der Regel einer medikamentösen Therapie zugeführt. Interessanterweise treten als »Zivilisationskrankheiten« bezeichnete Störungen der Gesundheit immer häufiger auf, zunehmend bereits im Kindesalter. Wie der Name schon sagt, hängen sie mit unserer »zivilisierten« Lebensweise zusammen – und daran kann man ja einiges individuell ändern. Deshalb sollte man nach meinem Dafürhalten bereits bevor man sich krank fühlt oder krank ist einen entsprechend ausgebildeten Arzt aufsuchen. Allerdings geben die üblicherweise durchgeführten Untersuchungsmethoden und Labortests , die im Rahmen eines sogenannten »Check-ups« durchgeführt werden, erst Alarm, wenn bereits messbarer Schaden entstanden und eine als behandlungsbedürftig deklarierte Erkrankung eingetreten ist. Nicht als Krankheit erfasst werden jedoch Zustände, die einen Erschöpfungszustand kennzeichnen.

Mit der Fülle an diesen Beschwerden rutschen Sie sozusagen durch das etablierte »Diagnosen-Fahndungsraster«. Und da weder in der Bildgebung noch im Labor-Check Auffälligkeiten oder Hinweise auf die gängigen Diagnosen zu finden sind, wird häufig auf psychische Zusammenhänge und Ursachen verwiesen. Das entmutigt die Betroffenen noch mehr. Schreitet die Erschöpfung fort, entwickeln sich oft bekannte Diagnosen, für die unser Medizinsystem Behandlungen anbietet. Die große Chance ist jedoch, als Betroffene/r selbst zu verstehen, was sich hinter Erschöpfung als Ursache verbirgt, und entsprechende Maßnahmen zu ergreifen. Hierbei will Ihnen das Buch behilflich sein.

Außerdem: Mit anderen, auf die Problematik der Erschöpfungszustände spezialisierten Untersuchungsmethoden können frühzeitig diverse auffällige Untersuchungsergebnisse erhoben werden. Hieraus kann eine wirksame komplementärmedizinische Behandlung der vielfältigen Erschöpfungsbeschwerden abgeleitet und Regeneration erzielt werden.

Und nicht zuletzt kann hiermit die Entwicklung von Krankheit abgewendet werden.
Fazit: Bei Erschöpfungszuständen greift das etablierte Medizinsystem nicht, weder diagnostisch, noch therapeutisch. Mit sachdienlichen Informationen können Sie sich aber selbst recht gut aus dem Problembereich manövrieren.

MEIN TIPP: NEHMEN SIE SICH IHRER SACHE SELBST AN!

Um einen Eindruck zu bekommen, ob Ihre Beschwerden einem Erschöpfungszustand zuzuschreiben sind, schauen Sie sich die Fragen in der vorderen Innenklappe durch. Wenn Sie sich in mehreren Fragen wiederfinden, dann werden Sie aktiv! Sie haben die Wirkmacht, Ihren Zustand zu verändern. Starten Sie voll guten Mutes. Es gibt immer einen Ansatz! Es gibt immer einen Punkt, an dem Sie anknüpfen und Ihr Problem anpacken können! Dabei ist ein wichtiger erster Schritt zu verstehen, was sich in Ihrem Körper abspielt. Wem das klar ist, der erhält eine Vorstellung von den Zusammenhängen und Ursachen, muss danach nicht mehr nächtelang googeln, sondern kann sich mithilfe der theoretischen Erkenntnisse an die praktische Umsetzung machen. Das ist der entscheidende Punkt.
Ich habe ein 4-Wochen-Energie-Programm entwickelt, das Ihnen helfen möchte, diese theoretischen Erkenntnisse in die Praxis umzusetzen. Das Programm finden Sie in der hinteren Innenklappe. Investieren Sie diese vier Wochen und Sie werden sehen, dass Sie Ihre Biologie positiv beeinflussen können!
Es kann gelingen, dass sich Ihre Symptome und Beschwerden nach und nach zurückbilden, und Sie werden spüren, wie neue Lebensqualität und Lebensfreude wieder in Ihr Leben treten! Bio-Hacking im besten Sinne, das Ihnen hilft, Ihr Wohlbefinden und Ihre Leistungsfähigkeit erheblich zu verbessern.

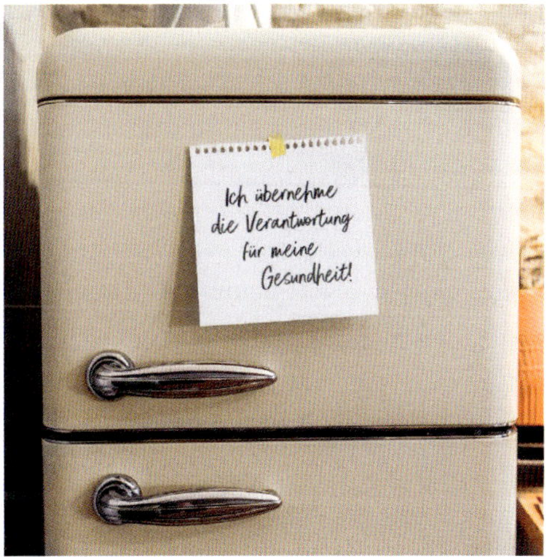

Auch wenn Untersuchungen keine Erklärung ergeben für Ihre Beschwerden: Ihre Gesundheit liegt in Ihrer Hand. Tun Sie etwas dafür.

Beispiele aus der Praxis

Jeden Tag kommen Patienten mit vielfältigen Beschwerden zu mir in die Praxis, für die alle Untersuchungen bei Fachkolleginnen und -kollegen keine Erklärung erbrachten. In einigen Fällen ergaben sich Diagnosen wie ein sogenanntes Reizdarmsyndrom, eine Behandlung wurde aber nicht durchgeführt oder war ohne Erfolg. In manchen Fällen besserten sich Teilaspekte der Beschwerden, aber Wohlbefinden will sich nicht einstellen. Die Beschwerdebilder betreffen unterschiedliche Lebenssituationen, alle Lebensalter und Berufe. Allen gemeinsam ist der ursächliche Energiemangel.

BEISPIEL 1

43-jährige Büroangestellte
Sie erlebt sich als zunehmend energielos und erklärt sich den Zustand mit dem »Alter«. Sie friert schnell und hat Haarausfall. Im Vordergrund stehen Beschwerden mit dem Magen-Darm-Trakt, sie verträgt immer weniger Nahrungsmittel. Es wurde ein »Reizdarm« diagnostiziert. Außerdem stimme mit der Schilddrüse irgendetwas nicht, man hätte ihr aber gesagt, da müsse man nichts machen.

BEISPIEL 2

Unternehmensberater in Führungsposition, 56 Jahre
Er ist gewohnt zu funktionieren. Zunehmend entwickelt er sich zum Schrecken der Abteilung, denn er ist immer öfter intolerant gegenüber Mitarbeitern und Kollegen, oftmals unbeherrscht und aufbrausend. Abends braucht er regelmäßig ein, zwei Gläschen Wein oder Bier, um »runterzukommen«. Nachts wacht er immer zur selben Zeit auf, denkt über Probleme bei der Arbeit nach, bevor er wieder einschlafen kann und morgens nicht erholt und mit schmerzenden Muskeln aufwacht. Um die Körpermitte herum wird er dicker, ohne sich anders zu ernähren. Er trinkt vier bis fünf Tassen Kaffee pro Tag, ohne die er nicht in seine Leistung kommt.

BEISPIEL 3

Monteur, 46 Jahre
Er leidet unter unklaren Gefühlsstörungen in den Beinen. Beruflich ist er viel unterwegs, arbeitet auf verschiedenen Baustellen, wo er Kontakt hat mit chemischen Substanzen, geht

um 6 Uhr ohne Frühstück aus dem Haus, nimmt sich einen Energieriegel mit. Sein Mittagessen holt er im Supermarkt oder beim Metzger an der Theke und isst es im Auto auf der Fahrt. Am Abend freut er sich auf »Hausmannskost«. In den letzten Jahren hat er zirka zehn Kilo zugenommen. Die Gefühlsstörungen, habe man ihm gesagt, würden bleiben. Abends schaut er gern fern und schläft auf der Couch ein, bevor er ins Bett geht. Seine Frau beschreibt ihn als zunehmend lethargisch. Hobbys hat er keine mehr, er schleppt sich ja ohnehin schon mühsam durch den Alltag. Sein Hausarzt meint, er solle abnehmen, doch alle seine Versuche, Gewicht abzunehmen, scheitern am Heißhunger.

BEISPIEL 4

Studentin, 25 Jahre

Sie schafft es nicht mehr, sich zum Sport aufzuraffen, der ihr bisher immer großen Spaß gemacht hatte. Sie leidet häufig unter Kopfschmerzen und beklagt »Hirnnebel«. Seit der Pubertät nimmt sie die »Pille«. Ihr Freundeskreis beschreibt sie als sehr einfühlsam. Sie muss länger schlafen, ohne dadurch fitter zu werden, schafft ihr Semester-Pensum nicht mehr, zieht sich sozial zurück und erlebt sich als zunehmend freudlos. Ihr Hausarzt rät ihr zu einem Antidepressivum.

BEISPIEL 5

Mediendesignerin, 35 Jahre

Sie ist beruflich erfolgreich, hat zwei kleine Kinder, ihr Mann ist viel auf Geschäftsreisen. Sie hat immer öfter Hautprobleme und leidet ständig an Infekten, fällt immer häufiger im Job aus. Ihr Hausarzt musste sie wiederholt krankschreiben, ohne dass sie sich dadurch erholen konnte oder sich die Infektanfälligkeit verbessert hatte. Sie ist zunehmend mutlos und glaubt, das alles nicht mehr zu schaffen.

VON JUNG BIS ALT

Genauso kann es sich um ein **Schulkind** handeln, das in der Schule nicht still sitzen kann, Konzentrationsstörungen hat, sozial leicht auffällig ist, nach Aussage der Mutter von Süßigkeiten schlecht wegzuhalten ist.

Oder um einen **75-jährigen Rentner**, der seit Jahren Medikamente gegen Bluthochdruck und zur Cholesterinsenkung nimmt. Immer häufiger muss er seiner Wandergruppe absagen, weil ihm die Kraft fehlt. Auch seine Tochter bemerkt den Rückgang seiner Aktivität. Gegen die Schmerzen im ganzen Körper hat er ein Schmerzmittel und einen Säureblocker bekommen, wovon sie nur stundenweise besser werden. Inzwischen kann er seine Wohnung kaum noch aus eigener Kraft verlassen.

Wie Erschöpfung entsteht

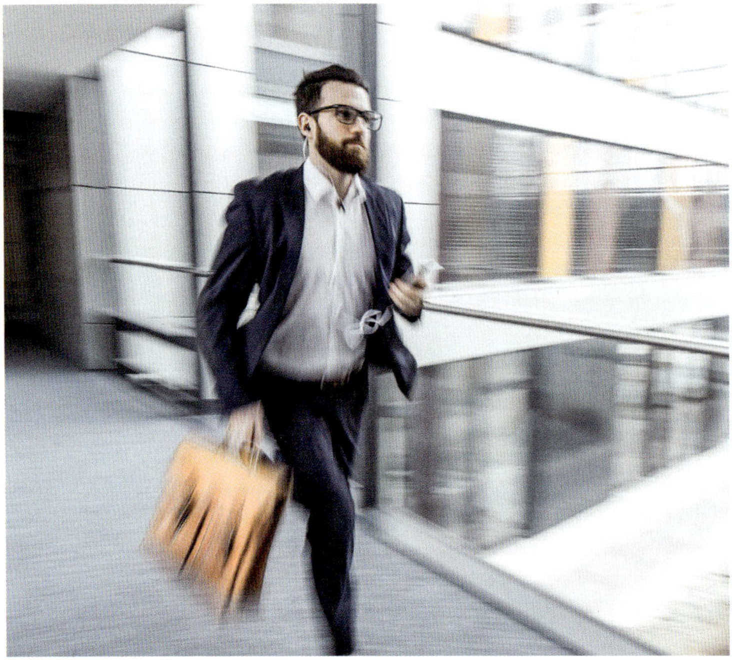

Sie können sich sicher an Zeiten erinnern, in denen Sie sich unternehmungslustig gefühlt haben. Sie hatten gute Laune, waren belastbar, konnten sich gut konzentrieren und haben erholsam geschlafen. Diese Zeiten sind gründlich vorbei. Alles strengt Sie an, an mehreren »Ecken und Enden« hakt es.

Die Spirale abwärts in den Energiemangel

Was ist passiert? Dieser Frage wollen wir hier nachgehen. Denn wer die Auslöser kennt, kann lernen, mit ihnen umzugehen. Auch wenn kein Arzt etwas findet, sollten Sie nicht aus Ratlosigkeit und irgendwann aus Verzweiflung – die zunehmende Schwäche tut das Übrige – resignieren oder die mangelnde Performance Ihrem »Alter« zuschreiben. Erschöpfung ist nicht einfach eine Alterserscheinung, was sich auch schon daran ablesen lässt, dass bereits Kinder erschöpft sein können

Oft arrangieren sich Betroffene mit dem eingeschränkten gesundheitlichen Potenzial und passen entsprechend ihre Selbstwahrnehmung und ihre Lebenspläne an. Das finde ich bei Kindern besonders dramatisch, sie kennen sich ja nur so: Kinder beschreiben sich dann selbst als faul, als Langschläfer, als aggressiv, als unfähig, sich zu konzentrieren … Nachdruck erhält das Ganze durch die Fremdwahrnehmung von Eltern und Lehrern – dies verstärkt die Einengung der Optionen. Dieser Mechanismus kommt auch bei Erwachsenen zum Tragen. Nur können sich diese gegebenenfalls an Zeiten erinnern, in denen sie „Bäume ausreißen konnten“ und möchten dieses Energieniveau und Lebensgefühl gern wieder erreichen.

Übernehmen Sie die Verantwortung für Ihre Gesundheit. Geben Sie Ihrer Energie Priorität eins. Sie ist die Basis Ihrer Gesundheit! Deshalb machen wir uns auf die Suche nach Ihren persönlichen Stressoren. Wo verlieren Sie Kraft, was gibt Ihnen Kraft?

KRÄFTEPOTENZIAL UND KRÄFTEVERBRAUCH

Fragt man erschöpfte Patienten nach ihrem gefühlten Energieniveau im Vergleich zu Zeiten, als sie »ihre« hundert Prozent Energie hatten, hört man meist Angaben zwischen 40 und 70 Prozent. Das ist erschreckend wenig und es sollten dringend energieregenerierende Maßnahmen ergriffen werden.

Das Problem lässt sich in Form einer groben Energiebilanz recht leicht erklären: Selbstvertrauen, Selbstwirksamkeit, günstige Lebensumstände, ein gutes soziales Umfeld, eine harmonische Partnerschaft, ein Sinn im Leben – das sind Kraftquellen, die unser Energieniveau hochhalten. Ihnen gegenüber stehen lang anhaltende und unausweichliche Belastungen körperlicher oder mentaler Art, existenzielle Sorgen, toxische Beziehungen – privat oder beruflich –, aber auch Stoffwechselstörungen, Vitalstoffmängel, schlechte Ernährung, zu wenig Bewegung, Unfälle unter Beteiligung der Halswirbelsäule, Toxine, Medikamente, Infektionen. Alle diese Faktoren rauben uns Kraft oder belasten unsere Resilienz, also unsere Fähigkeit, belastende Lebensumstände zu bewältigen. Das gilt besonders für Doppelbelastungen, meistens Kinder und Arbeit, was ja nach wie vor vornehmlich Frauen betrifft: Kinder sind ein starker Stimulus, sich noch einmal mehr abzuverlangen. Kombiniert mit beruflichen Herausforderungen und mangelnder Unterstützung führt das fast zwangsläufig an die Belastungsgrenze.

Alle von Erschöpfung Betroffenen finden bei sich eine etwas andere Kombination an energiebelastenden Faktoren. Außerdem gibt es von Mensch zu Mensch biochemische und genetische Unterschiede, um Belastungen zu kompensieren oder zu verarbeiten. Generell hat unser Organismus einen unglaublichen Willen, gesund zu bleiben, und er kann erstaunlich viele und auch anhaltende Störungen kompensieren. In der Regel geht dem Zeitpunkt, an dem uns unsere Erschöpfung bewusst wird, eine jahrelange energieraubende Phase voraus. In dieser balanciert unser System entlang der Belastungsgrenze. Es sendet zwar immer wieder Warnzeichen wie zum Beispiel Müdigkeit, Kreuzschmerzen, Infekte, Magen-Darm-Beschwerden. Diese werden aber meist übergangen und auch nicht als Ankündigung von größeren gesundheitlichen Problemen verstanden. Gleichzeitig wird dadurch die Regenerationsfähigkeit des Systems naturgemäß immer schwächer. Kraft schwindet, man passt sich an, denkt, es geht schon wieder: rückblickend oft wie eine Spirale abwärts in Richtung Energiemangel und Anfälligkeit. Wenn die Belastungen nicht weniger werden, kann irgendwann der Punkt kommen, an dem das System bildlich gesprochen »die Reißleine zieht«: Der Körper verweigert den Dienst, der Kollaps ist da. Dies kann man dann auch als biologische Sinnhaftigkeit verstehen: Der Körper erzwingt die längst überfällige Ruhephase. Patientinnen und Patienten können in einer solchen Situation gegebenenfalls nur noch liegen, alles andere erscheint unmöglich.

ENERGIEMINDERNDE FAKTOREN – OFTMALS UNBEMERKT

Damit es nicht so weit kommt, sehen wir uns im Folgenden die Faktoren näher an, die die Abwärtsspirale der Energie beschleunigen.

Unser modernes Leben

Rund die Hälfte der Bevölkerung in Deutschland fühlt sich aktuell erschöpft, bei den Berufstätigen sogar deutlich mehr. Das ist das Ergebnis einer 2022 veröffentlichten Studie des Beratungsunternehmens Auctority in Zusammenarbeit mit dem Meinungsforschungsunternehmen Civey. Warum ist das so? Leben wir doch in unserem Lebensraum in gesicherten Verhältnissen, leiden weder Hunger, noch sind wir ungünstigen klimati-

schen Verhältnissen ausgeliefert oder Kriegswirren. Wir haben Maschinen, die uns die Arbeit abnehmen, und angeblich eines der besten Gesundheitssysteme.
Was passiert da gerade? Ich denke, die Frage lässt sich beantworten: Den modernen Menschen gibt es seit zirka 150.000 Jahren, evolutionsbiologisch ist unser Bauplan an Verhältnisse angepasst, in denen wir im Einklang mit der Natur lebten. Das bedeutet zum Beispiel, dass Essen durch Bewegung beschafft werden musste und dass es nur gab, was die Natur gerade bereithielt. Diese Zeiten sind noch nicht lange, aber gründlich vorbei. Mit der Industrialisierung haben sich unsere Lebensbedingungen sehr verändert. Die Geschwindigkeit, mit der sich der digital- und globaldynamisierte Wandel vollzieht, ist so hoch, dass wir die gesamte Komplexität mit unseren Sinnen und unserem Verstand schon lange nicht mehr nachvollziehen können. Das verursacht Stress, schürt Ohnmachtsgefühle und Angst. Daneben setzt uns die ständige Erreichbarkeit durch Handy und soziale Medien unter Druck, wirken gestörte Rhythmen und Dauerlicht auf uns. Das Tempo, mit dem die sogenannten technischen Errungenschaften und die damit verbundenen Veränderungen unsere Lebensbedingungen und Ernährungsgewohnheiten verändert haben, hat uns sozusagen evolutionsbiologisch überholt.

Ungünstige Ereignisse
Es versteht sich von selbst, dass sich belastende Umstände im Leben negativ auf die Gesamtenergiebilanz auswirken. Trotzdem ist es hilfreich, der Sache einen Namen zu geben und sie bewusst in die individuelle Bilanzierung aufzunehmen. Denn Major Life Events – also einschneidende Ereignisse, auf die wir teilweise keinen Einfluss haben und die aus dem privaten bzw. beruflichen Umfeld stammen können – destabilisieren uns. Sie rauben uns, je nach Konstitution, mehr oder weniger Energie. Bedeutsamer wird es natürlich, wenn gleich mehrere Ereignisse

MAJOR LIFE EVENTS

- *Verlust eines geliebten Menschen*
- *Pflege eines Angehörigen*
- *Umzug*
- *Scheidung/Trennung*
- *Krankheit*
- *Verlust der Arbeitsstelle*
- *Finanzielle Schräglagen*
- *(interessanterweise) Hochzeit*
- *Geburt eines Kindes*

oder Kombinationen an Belastungsfaktoren zusammentreffen.
Bemerkenswert ist, dass die Verarbeitung der verschiedenen Stressoren individuell mehr oder weniger effizient verlaufen kann. Aber zur Ermutigung an dieser Stelle: Das Durchstehen einschneidender Ereignisse kann langfristig zur Stärkung der Energiestabilität beitragen. Zu dieser Erkenntnis kommen verschiedene wissenschaftliche Untersuchungen. Glücklich kann sich dennoch schätzen, wer von dieser Liste nicht schon allzu viele Ereignisse gesammelt hat. Es bleiben gegebenenfalls genug andere Umstände übrig, die unsere Energie schwächen.

Giftstoffe/Toxine

Die Begriffe Giftstoffe oder Toxine kann man unterschiedlich definieren. In unserem Zusammenhang sind es Stoffe, die der Körper nicht verarbeiten kann. Sie sind körperfremd und es sind hierfür keine biologischen Abbau- oder Ausscheidungswege vorgesehen. Der Körper versucht, sie auszuscheiden, abzubauen oder unschädlich zu machen. Das gelingt ihm jedoch in vielen Fällen nicht. Beim Versuch der Entgiftung und beim Durchlaufen der verschiedenen Entgiftungsstufen können sogar zum Teil noch schädlichere Stoffe entstehen. Diese Zwischenprodukte können sich dann anreichern oder werden ins Fettgewebe verschoben – mitunter leider auch ins Gehirn oder in die Knochen.
Mit Giftstoffen und Toxinen haben wir jeden Tag Kontakt: Sie finden sich in der Nahrung, Kleidung, Kosmetik und in der Luft. Die meisten davon gab es vor hundert Jahren noch nicht. Heute sind wir vermehrt Umweltgiften wie Herbiziden, Pestiziden und Feinstaub aus Industrie und Verkehr sowie Strahlenbelastung (durch Elektrosmog, Radioaktivität) ausgesetzt. Gefolgt von einer langen Liste an Schwermetallen, Plastikmaterialien, Brandschutzmitteln, Fließmitteln und Stabilisatoren. Diese Stoffe können als Enzymblocker wirken, den Zellkern oder die Mitochondrien, unsere Zellkraftwerke, direkt schädigen. Sie sind aus unserem täglichen Leben und den Produktionsketten nicht mehr wegzudenken. Das sollte aber kein Grund sein, überall lauernde Bedrohung zu sehen. Diese Sichtweise wäre an sich wieder eine Zusatzbelastung. Immerhin muss man sehen, dass uns Belastungen früherer Zeiten mittlerweile nicht mehr bedrohen.
Wir werden mit einem Hintergrundrauschen an unvermeidbaren »modernen« Belastungen leben müssen. Trotzdem ist eine Sensibilisierung für das geballte Vorkommen an toxischen Stoffen vonnöten. Denn der beste Weg, damit umzugehen, ist, die Stoffe bzw. einen möglichst großen Teil davon gar nicht erst in den Körper aufzunehmen.

Dennoch können Sie das Ausscheiden bereits im Körper befindlicher Stoffe unterstützen (siehe ab *Seite 108*).

Entzündungen

Was statistisch auch zunehmend zum Tragen kommt, sind still verlaufende, unbemerkte, chronische Entzündungen. Man bezeichnet sie auch als schwelende Entzündung (silent inflammation). Sie stellen eine große Belastung für unser Immunsystem dar. Im ungestörten Ablauf einer Entzündungsreaktion ist der Körper in der Lage, eine Entzündung durch ein fein ausgeklügeltes Kontrollsystem auszuheilen. Gelingt das nicht, kann diese anhaltende leichte Entzündlichkeit Herz-Kreislauf-Erkrankungen, neurologische, degenerative Erkrankungen wie Alzheimer oder Parkinson sowie Autoimmunkrankheiten auslösen. Sie wird auch in Zusammenhang mit der Entstehung von Krebs gebracht.
Wie kommt es zu einer chronischen Entzündung? Ursächliche Auslöser können zum Beispiel entzündliche Vorgänge im Darm sein oder unbemerkt ablaufende bakterielle Entzündungsprozesse in den Nasennebenhöhlen, im Zahn- und Kieferbereich. Auch nicht vollständig ausgeheilte Infekte durch Erreger wie das Epstein-Barr-Virus oder Borrelien können Entzündungen befeuern, ebenso die auf Seite 22 beschriebenen Giftstoffe. Auch kann eine ungünstige Ernährung entzündungsförderlich wirken. Außerdem begünstigt überschüssiges Bauchfett Entzündungen.
Sich auf die Suche nach chronischen Entzündungsherden zu machen, ist gerade bei bestehender Erschöpfung sehr wichtig, denn durch die Zurückdrängung der Entzündung kann man dem erschöpften System eine »Baustelle« abnehmen. Auch angesichts relevanter Folgeerkrankungen ist es wichtig, solche Entzündungszustände aufzuspüren (siehe ab *Seite 25*).

Allergien/Unverträglichkeiten

Sie gedeihen auf dem Boden einer gestörten Darmfunktion. Der Darm ist unser wichtigstes Immunorgan und stellt unsere Grenze zwischen Außen und Innen dar. Treten hier Störungen auf, leidet die Immunkompetenz unseres Körpers. Es kann zu Überreaktionen oder zu Verwechslungen in der Immunabwehr kommen. Vorangetrieben wird diese Entwicklung zum Beispiel durch unnötige Antibiotikagaben etwa bei harmlosen Entzündungen der oberen Atemwege oder bei Blasenentzündungen. Neben dem immer beteiligten Stress können auch Mikronährstoffmängel und eine zu geringe Ballaststoffaufnahme begünstigend auf Allergien wirken. Ballaststoffe stellen die Nahrungsgrundlage der Darmbakterien dar. Eine unverträgliche, gegebenenfalls auch zu nährstoffarme

Ernährung sowie ein nicht selten vorkommender Verdauungsenzymmangel tun das Ihre: Auch sie verändern die Zusammensetzung unserer protektiven Darmbakterien (was Dysbiose genannt wird). Das schwächt den Darm – auch in seinen immunologischen Leistungen. Bei weiter anhaltenden Belastungen kann nicht selten ein löchriger Darm (Leaky Gut) entstehen. Das ist dann meist der Moment, in dem man merkt, dass man eine zunehmende Anzahl an Nahrungsmitteln nicht mehr verträgt oder immer anfälliger für Infekte wird. Das eigentlich als »Bereitschaftspolizei« gedachte Darm-assoziierte Immunsystem gerät in Dauereinsatz, Immunkapazität wird dadurch gebunden – in einem sehr aufwendigen und unnötigen immunologischen Kampf.

Neuralgische Stelle Halswirbelsäule (HWS)

Ein weiterer, zum Energiekollaps führender oder beitragender Grund kann eine Problematik der Halswirbelsäule sein. Die Halswirbelsäule, der Übergang vom Körper zum Kopf, ist statisch empfindlich. Wenn man bedenkt, dass der Kopf fünf bis sechs Kilogramm wiegt, kann man sich die statische Belastung vorstellen, die auf diese Zone einwirkt. Jeder Zentimeter, den der Kopf weiter vorn getragen (bzw. etwa beim Sitzen nach vorn geschoben) wird, steigert die Belastung im Nacken um zweieinhalb Kilogramm (siehe Abbildung *Seite 99*). So können eine falsche Körperhaltung oder Krafteinwirkungen auf diesen Bereich von weitreichender Bedeutung sein. Nicht nur die funktionellen Einschränkungen der HWS sind hier zu nennen, sondern in unserem Zusammenhang die gegebenenfalls immensen Auswirkungen auf die Energiesituation im ganzen Körper. Daneben kann es bei Treppenstürzen, Auffahr- oder Sportunfällen zu einer HWS-Traumatisierung kommen. Auch dies ist durch unsere mobilisiertere Lebensweise (Auto, E-Bike) und durch die Zunahme potenziell gefährlicher Freizeitbeschäftigungen wie Skifahren, Snowboarden oder Trampolin verbreiteter als noch vor einigen Jahrzehnten. Eine HWS-Traumatisierung kann die Energie bis auf Zellniveau stark hemmen. Das geschieht durch die mechanische Reizung von Nervenstrukturen, Auslösung von Entzündung, Freisetzung von Histamin und letztendlich Auslösung von sogenanntem Nitrostress (Anstieg aggressiver Stickstoff-Sauerstoff-Radikale). Damit sinkt der Energie-Output der Mitochondrien (siehe ab *Seite 45*), wodurch Symptome in diversen Organen entstehen können, die diagnostisch verwirren. Man selbst und der Arzt/die Ärztin denken bei unklaren Symptomen mit Müdigkeit nicht unbedingt an den Treppensturz vor eventuell mehreren Jahren.

Energie-Problemzone Darm

Um mögliche Ursachen für Ihren erschöpften Energiezustand aufzuspüren, gilt es auch, den Zustand bzw. die Funktion Ihres Darms zu prüfen. Der Darm spielt eine elementare Rolle für den Energiehaushalt Ihres Körpers.
Darm als Nährstofflieferant: Er ist dafür verantwortlich, dass die Nahrung, also alle Rohstoffe, so verarbeitet wird, dass die Bestandteile über das Blut von den Zellen aufgenommen werden können. Diese verwertbaren Bestandteile sind Kohlenhydrate, Fette und Proteine. Sie stellen die Basis jeglicher Energieproduktion dar und dienen den Mitochondrien als Brennstoff. Wie eine technische Anlage zur Produktion von Energie ist auch unser Körper in seiner gesamten Integrität abhängig von der ungestörten Zufuhr an Rohstoffen und einer möglichst großen Energieausbeute daraus. Daher ist es nicht verwunderlich, dass Störungen wie Darmfehlfunktionen ein wesentlicher Grund für Erschöpfung sein können.
Wie Sie die verschiedenen Verarbeitungsstufen, die die Nahrung bei der Passage durch den Magen-Darm-Trakt durchläuft, unterstützen können, sehen wir uns ab *Seite 142* genauer an.
Werden die Nahrungsmittel nicht ordnungsgemäß auf den verschiedenen Stufen der Verdauung verarbeitet, landen die fehlverdauten Nahrungsbestandteile in den tieferen Darmabschnitten. Für die dort ansässigen Bakterien der sogenannten Fäulnisflora bieten sie gute Wachstumsbedingungen und Überlebensvorteile, sodass diese andere Bakterienpopulationen überwuchern können. Vor allem unzureichend verdautes Eiweiß wird durch die Fäulnisflora vergoren. Dadurch entstehen Gase, die sich in Form von Bauchschmerzen, Blähbauch oder Blähungen bemerkbar machen. Diese zusätzlichen Stoffwechselzwischenprodukte müssen dann über die Leber entgiftet werden. Das belastet die Leber und kann sich anfühlen wie nach einem Gläschen Alkohol zu viel am Vortag. Es ist selbstverständlich, dass das nicht zu mehr Energie beiträgt.
Darm und Immunsystem: Neben seiner Funktion als Nährstofflieferant spielt der Darm auch für die Funktionsfähigkeit unseres Immunsystems eine zentrale Rolle. Er ist sozusagen das Trainingscamp unserer Immunität. Im Darm finden sich 80 Prozent unserer Immunzellen. Ist der Darm belastet, bedeutet das eine verminderte Abwehrleistung. Das hat eine vermehrte Anfälligkeit für Infekte bis hin zur Entwicklung von Autoimmunerkrankungen zur Folge. Deswegen ist es bei allen immunologischen Erkrankungen für eine langfristig erfolgreiche Behandlung notwendig, den Darm in die Behandlung

GENERELL: MITURSACHE ODER FOLGE?

Bei manchen steht eine Darmstörung eher am Anfang der Entwicklung von Beschwerden und scheint eine Ursache für die Erschöpfung zu sein. Bei anderen ergeben sich fühlbare Darmprobleme oder immunologische Störungen erst im Rahmen eines bereits länger andauernden Erschöpfungszustands und sind somit Ausdruck einer an allen Fronten zur Neige gehenden Energiesituation. So können nach und nach immer mehr Organsysteme beeinträchtigt werden.

miteinzubeziehen. Erschöpfte haben nicht selten auch mit immunologischen Problemen zu kämpfen, was natürlich wiederum zusätzlich Kraft kostet.

Weitere Belastungsfaktoren für den Darm: Auch der Konsum von unverträglichen Nahrungsmitteln, die Belastung mit Allergenen, Toxinen, Medikamenten, Alkohol und Stress kann den Darm schädigen. Nicht zu vergessen virale, bakterielle Infektionen oder parasitärer Befall.

»STIEFKIND« DARM

Die Oberfläche des Darms beträgt mehrere Hundert Quadratmeter. Diese Ausmaße werden wesentlich durch das Vorhandensein der Darmzotten, das sind Ausstülpungen der Darmschleimhaut, ermöglicht. Sie gewährleisten die Vergrößerung der für den intensiven Stoffaustausch nötigen Fläche.

Trotz seiner vielfältigen Aufgaben und seiner Größe schenkt man dem Darm als Organ aber meist keine besondere Wertschätzung. Die Haut bekommt zum Beispiel trotz ihrer lediglich eineinhalb bis zwei Quadratmeter Fläche deutlich mehr Aufmerksamkeit. Um die Bedeutsamkeit des Zustands der »unsichtbaren« Darmschleimhaut zu illustrieren, verwende ich deswegen gern den Vergleich mit der sichtbaren Haut.

Zeigen sich an der Haut Störungen – etwa Ekzeme, Rötungen oder andere Irritationen –, dann ist man schnell bemüht, diese zu beheben: Creme drauf, Pflaster drauf. Auch um die Hautbarriere ist man bemüht: »Hautbarriere«, »pH-Wert der Haut«, das steht auf jeder Bodylotion.

Dem Darm kommt diese Fürsorge schon allein deswegen nicht zu, weil seine Oberfläche verborgen in uns liegt. So strapazieren wir

unmerklich unsere Darmbarriere durch Konsum unverträglicher Nahrung oder reizender Flüssigkeiten wie Alkohol.
Ungeachtet der Ursache beeinflussen Darmfunktionsstörungen schon allein aufgrund der Größe unsere Energie. Eine solche Fläche zur Abheilung zu bringen, ist für unseren Körper ein Kraftakt. Deshalb sollte bei einem Erschöpfungszustand immer der Darm einer funktionellen Untersuchung in Form von Stuhlproben unterzogen werden, um ihn gegebenenfalls unterstützen bzw. regenerieren zu können. Damit wir von seiner ungestörten Funktionalität profitieren können.

DARM UND PSYCHE

Im Darm findet auch die Produktion und der Abbau von Hormonen und Neurotransmittern statt. Neurotransmitter sind chemische Botenstoffe, die für die Übertragung von Informationen zwischen den Nervenzellen und dem gesamten Körper zuständig sind. Zu den bekanntesten zählen Serotonin und Dopamin. Sie lenken unsere Stimmung und unser Verhalten.
Am Beispiel einer einfachen Fruktoseintoleranz (Unverträglichkeit von Fruchtzucker) lässt sich gut erklären, welchen Einfluss das Wechselspiel Darm – Synthese von Neurotransmittern auf unsere Psyche hat. Eine Fruktoseintoleranz tritt bei zirka 15 bis 25 Prozent der europäischen Bevölkerung auf und kommt damit weit häufiger vor als eine Laktoseintoleranz (Unverträglichkeit von Milchzucker). Durch die mangelhafte Aufnahme der Fruktose über den Darm verbleibt sie im Darm und bindet Tryptophan. Diese Aminosäure ist eine Vorstufe des Neurotransmitters Serotonin, der für gute Laune sorgt. Sie steht somit für dessen Produktion nicht zur Verfügung – eine Erklärung für einen direkten Zusammenhang zwischen Darmfunktionsstörungen und psychischen Problemen.
Bei der oft vorschnellen Erklärung, »das sei eben psychisch«, rate ich immer, zunächst mögliche biochemische Ursachen aufzudecken und zu beheben.

Leaky Gut –

gestörte Grenzflächen im Körper

Unabhängig von der Ursache kann lang anhaltende Irritation an der großen Oberfläche des Darms zur Schädigung führen. Erst ist die Schleimhaut gereizt, dann entzündet und letztendlich kann sie sogar durchlässig werden. Das heißt dann »leaky gut« und bezeichnet eine Schleimhaut mit vielen mikroskopisch kleinen Löchern (leaky = englisch für undicht, gut = Darm).

Normalerweise findet sich in der Darmschleimhaut eine Schicht aus Epithelzellen, dicht abschließende Schleimhautzellen, die Teil der sogenannten Darmbarriere ist und unsere Grenze zwischen Innen (Körper) und Außen (Umwelt) darstellt. Die Natur hat hier strenge Kontrollmechanismen vorgesehen, diese Schicht der Darmschleimhautzellen stellt eine Barriere dar. Austauschvorgänge über diese Grenzfläche können nur mittels selektiver, regulierender Stoffwechselprozesse stattfinden. Entstehen zwischen den Zellen aber nun durch die geschilderten Irritationen durchgängige kleine Lecks, ist die sogenannte Darmbarriere aufgehoben, es können Stoffe, die im gesunden Darmzustand nicht aufgenommen werden, ins Körperinnere gelangen (zum Beispiel Allergene oder Schadstoffe).

Das ist ein folgenschwerer Vorgang, da hierdurch die immunologische Unterscheidung zwischen innen/eigen und außen/fremd gestört wird. Unverträglichkeiten, Allergien und ein erhöhtes Risiko für Autoimmunerkrankungen sind die Folge.
Darüber hinaus besteht eine enge Korrelation zwischen einer geschädigten Darmbarriere und einer weiteren Barriere in unserem Körper, der sogenannten Blut-Hirn-Schranke.
Man kann davon ausgehen, dass eine gestörte Darmbarriere eine gestörte Blut-Hirn-Schranke nach sich zieht. Mit gravierenden Auswirkungen. Wenn die Grenzschicht zwischen Blut und Gehirn nicht mehr wirksam ist, ist die Schutzwirkung dieser Barriere aufgehoben, Erreger und Entzündungsstoffe können dann ins Gehirn eindringen. Das kann neurologische Probleme nach sich ziehen, von Konzentrationsstörungen bis hin zur Begünstigung von neurodegenerativen Prozessen wie Alzheimer oder Parkinson.
Diese »Lecks« im Darm kann man mittels gewisser Stuhl- oder Blutparameter diagnostizieren. Bei einer Darmspiegelung ist dieser Zustand nicht sichtbar.
Durch die vorhandenen Lecks in der Darmschleimhaut können unter anderem auch

Nahrungsbestandteile, die eine Immunantwort auslösen können, in den Körper gelangen. Hierzu gehören auch Casomorphine und Gluteomorphin (auch Gliadorphin) – beide sind Eiweißbestandteile. Erstere entstehen bei der Verdauung von Kuhmilcheiweiß, Letzteres bei der Verdauung von Gluten aus dem Weizen. Wir werden ab Seite 122 darauf eingehen, was das für die praktische Umsetzung im energiereduzierten Zustand bedeutet.

Interessanterweise berichten Patienten, bei denen sich in der Untersuchung einer Stuhlprobe Zeichen für eine Darmbarriere-Störung (leaky gut) finden, fast ausnahmslos, dass sie Schwierigkeiten haben, »Grenzen zu setzen«. Vor allem gegenüber Belastungen und Anforderungen, die von anderen Personen oder durch Situationen an sie herangetragen werden. Ich finde diese subjektive Wahrnehmung der Grenzflächenstörung beeindruckend.

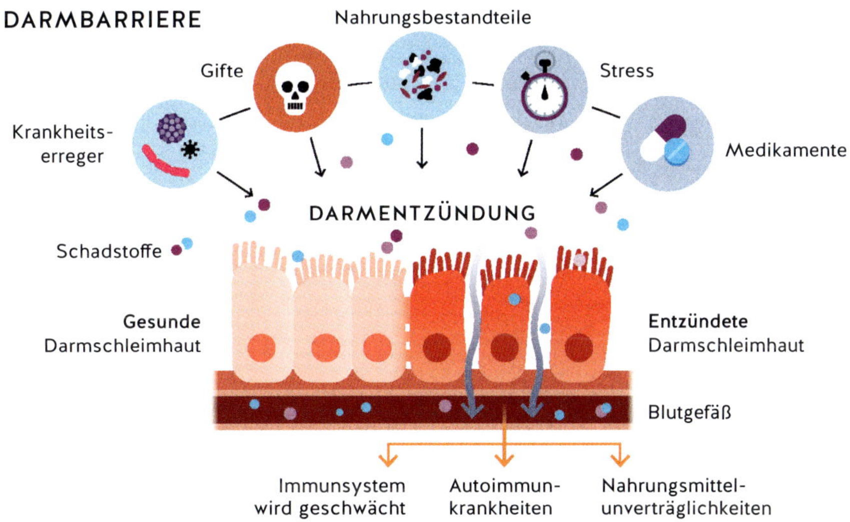

Die gesunde Darmschleimhaut (links) bildet eine undurchdringliche Barriere. Ist die Schleimhaut entzündet (rechts), wird sie durchlässig, Bakterien, Giftstoffe und Unverdauliches gelangen ins Blut.

Energie-Problemzone Leber

Über die große Pfortader strömen alle über den Darm aufgenommenen Nährstoffe in die Leber. Dort werden sie weiterverarbeitet – verteilt, gespeichert und entgiftet. Außerdem produziert die Leber Eiweiße, Gerinnungsfaktoren und Cholesterin. Ist die Funktionsfähigkeit der Leber eingeschränkt, kann dies eine Fülle von Erschöpfungsanzeichen und diffusen Symptomen nach sich ziehen, wie bleierne Müdigkeit, Schlafstörungen, Übelkeit, Appetitlosigkeit, Druckgefühl im rechten Oberbauch, aufgeblähten Bauch sowie Muskel- und Gelenkschmerzen.
Auch bei Leberproblemen verhält es sich so, dass eine eingeschränkte Organfunktion mehr oder weniger ursächlich zum Erschöpfungszustand beitragen kann, zum Beispiel nach einer Leberentzündung. Sie kann jedoch auch im Lauf eines sich entwickelnden Erschöpfungszustands mit gestörten Stoffwechselprozessen oder gestörten Organfunktionen, zum Beispiel bei nicht ordnungsgemäß funktionierenden Verdauungsprozessen im Darm, beeinträchtigt werden.
Zudem wird die Leber oftmals durch eine Ernährungsweise strapaziert, die sich bei Erschöpften gern als Gewohnheit herausbildet: erhöhter Zuckerkonsum. Das hängt damit zusammen, dass der Organismus in einem Erschöpfungszustand auf Stressbetrieb umschaltet. Hohe Stresshormonpegel an Cortisol und Adrenalin im Blut geben den Impuls: Der Kreislauf »Hunger – Essen – Blutzuckeranstieg – Insulinanstieg – Blutzuckerabfall – Insulinabfall ...« kommt in Gang (Näheres dazu siehe nächste Seite). Der immer wieder erhöhte Blutzuckerspiegel führt zur Speicherung des überschüssigen Zuckers (Glukose) aus der Nahrung in der Leber in Form von Fett. Das führt dazu, dass die Leber verfettet. Im Ultraschall erscheint sie, je weiter dieser Prozess voranschreitet, immer heller.
Durch Fetteinlagerung kann die Leber in der Erfüllung ihrer sonstigen Aufgaben beeinträchtigt sein: das Ausscheiden von Giften über die Galle, der Aufbau von Eiweiß (unter anderem für Antikörper) und die Herstellung von Vitaminen und Gerinnungsfaktoren. Somit stellt die Unterstützung dieses zentralen Energiespeicher- und Entgiftungsorgans einen weiteren wichtigen Ansatzpunkt zur Energiestabilisierung dar. Dazu mehr ab *Seite 111*.

ESSEN IM NOTSTROMBETRIEB

Nahrung kann den Körper nicht nur durch die enthaltenen Toxine, Allergene oder unverträglichen Bestandteile belasten, sondern auch durch »schlechte« Zusammensetzung mit zu vielen Kohlenhydraten, die für wiederkehrende Aufs und Abs des Blutzucker-

bzw. Insulinspiegels verantwortlich ist. So entsteht Stoffwechselstress, der eine Erschöpfung begünstigen kann. Interessanterweise neigen wir zu Essgewohnheiten, die an sich Stress verursachen, wenn sich erst einmal eine Erschöpfung entwickelt hat.

Wie kommt es zum Stoffwechselstress?

Im Erschöpfungszustand – egal, welche Ursache er hat – leidet vor allem auch unser Gehirn an Energiemangel. Und: Es hat das Kommando über die Energiebereitstellung in der als Dauer-Überlebenskampf empfundenen Situation und stellt auf alle Fälle sicher, dass es genügend Glukose, sprich Zucker für seinen eigenen Bedarf bekommt. Diese Regulationsautomatismen hat die Natur so eingerichtet, um unser Überleben in Notsituationen zu garantieren, und hierzu ist es auch sinnvoll, weil in bedrohlichen Situationen die schnelle Energiebereitstellung überlebensnotwendig sein kann. Schlecht und erschöpfend ist es allerdings, wenn diese Abläufe täglich durch eine kohlenhydratreiche Ernährung ausgelöst werden – ohne dass eine reelle Notsituation besteht.

Dabei muss man sich vor Augen halten, dass das Gehirn nur einen geringen Anteil am Gesamtkörpergewicht hat, aber einen hohen Energieverbrauch. Und: Es will Zucker! (Dazu lernen Sie auf *Seite 128* eine hilfreiche alternative Energiequelle kennen.)

Sie kennen sicher die Situation, dass Sie zu zuckerhaltigen Nahrungsmitteln greifen, wenn Sie unter Stress stehen, obwohl Sie wissen, dass das nicht gesund ist. In diesen Momenten ist es Ihr Gehirn, das die Bereitstellung von Glukose fordert für den Eigenbedarf, indem es eine Stresssituation auslöst: Durch die Produktion der Stresshormone Cortisol und Adrenalin fließt dem Gehirn daraufhin mehr Glukose zu. Aus Sicht des Gehirns Ziel erreicht. Durch den auf das Zuckerhoch folgenden niedrigen Blutzuckerspiegel, bewirkt durch das Insulin, geht das Spiel von vorne los: Hunger – Essen – Blutzuckeranstieg – Insulinanstieg – Blutzuckerabfall – Insulinabfall – Hunger …

Bei einer Blutabnahme zeigen sich dann erhöhte Langzeitwerte des Blutzuckers und ein ansteigender Cholesterinwert. Das ist auch der Zeitpunkt, an dem sich möglicherweise Gewichtszunahme, Trägheit und Konzentrationsstörungen einstellen können.

Das könnte man als Kollateralschäden bezeichnen, ausgelöst durch die Ganztages-Achterbahnfahrt der Blutzuckerwerte, Insulinwerte und der Stresshormone Cortisol und Adrenalin.

Dadurch fühlen Sie sich möglicherweise wie unter Dauergefahr, sind innerlich unruhig, angespannt und launisch. Das verstärkt Ihre Erschöpfung und Sie verlieren noch mehr Energie. Aus dieser Regulation gilt es unbedingt auszusteigen. Denn sie verursacht noch mehr Stress: Stoffwechselstress! Der Ausstieg kann gelingen durch Ernährungsumstellung und drei Tage Entschlossenheit, dies durchzuhalten (siehe *Seite 146*).

Genetisch bedingte Stoffwechselbesonderheiten

Jeder Mensch hat andere Prägungen, andere Vorerfahrungen und natürlich auch eine andere genetische Ausstattung. Gene steuern Enzymaktivitäten und stellen darüber einen direkten Bezug zum Stoffwechsel her. Das heißt, wie man funktioniert, hängt auch mit dem genetisch festgelegten Stoffwechsel zusammen. Das Ganze ist verständlicherweise hoch komplex und nur in Teilen nachvollziehbar (siehe Epigenetik, *Seite 100*).

STOFFWECHSELBESONDERHEIT HPU

Allerdings sind genetisch bedingte Stoffwechseldispositionen bekannt, die zum Auftreten von typischen Mischungen an Symptomen führen (siehe Beispiele in der rechten Spalte). Hier sei exemplarisch die häufigste im Kontext mit Erschöpfung stehende erbliche Stoffwechselbesonderheit beschrieben: **Hämopyrrollaktamurie**, abgekürzt HPU. Unter den vom Erschöpfungssyndrom Betroffenen findet sich ein überdurchschnittlich hoher Anteil an Personen mit HPU, da sie ein erhöhtes Risiko haben, in eine Erschöpfung zu geraten, mithin stressanfälliger sind.

Die gute Nachricht vorweg: Diese Stoffwechselbesonderheit ist leicht zu diagnostizieren und leicht zu behandeln, womit einem viel gesundheitlicher Ärger erspart werden kann. Von HPU sind mindestens zehn Prozent aller Frauen und etwa ein Prozent aller Männer betroffen, wobei die Dunkelziffer schwer abschätzbar ist.

Die Betroffenen scheiden den Stoff Hämopyrrollaktam-Zink-Chelat (HPL) und dadurch vermehrt aktiviertes Vitamin B_6, Zink und eventuell Mangan über den Urin aus. Ein Mangel an diesen Mikronährstoffen zieht diverse Stoffwechselprobleme nach sich, da diese Stoffe an zirka 200 Stoffwechselschritten beteiligt sind. Das erklärt die gegebenenfalls sehr umfangreichen, aber individuell variablen Beschwerden mit psychischen Symptomen, Störungen der Blutbildung, Entgiftung, Hormonbildung, Knorpelbildung und ein gehäuftes Auftreten von Schmerzen, Allergien, Darmproblemen und Autoimmunerkrankungen. Und: Sehr auffällig sind die langen Vorgeschichten mit unverstandenen Symptomen. Ausgelöst und verstärkt werden die Probleme durch Stressbelastung. Deswegen befinden sich unter den erschöpften Personen überdurchschnittlich gehäuft HPU-

Betroffene. Während die Symptome je nach Lebensumständen auch nicht unbedingt zur (vollen) Ausprägung kommen müssen, könnte eine typische Aussage eines HPU-Patienten sein: »Fit war ich noch nie!« oder »Das fühlt sich an wie dauernd gegen die Isar schwimmen!« – ein ständiger Kampf gegen die Erschöpfung.

FAZIT

Es ist wichtig, all diese Faktoren abzuwägen und zu prüfen, welche bei einem selbst zum Tragen kommen, weil sie das Abrutschen in die Energie-Abwärtsspirale begünstigen. So kann die Energiebilanz allein schon durch Vermeiden bzw. Abmildern auslösender Faktoren wirksam verbessert werden.

SONDERFALL: HOCHSENSIBLE

Es gibt Menschen, die heute als hochsensibel bezeichnet werden. Für mich meistens gleichbedeutend mit der Stoffwechseldisposition einer Hämopyrrollaktamurie (HPU), die bestenfalls nur sensibel macht. Allerdings ist die Kehrseite der Sensibilität eine verminderte Stressresilienz. Hier gilt es, die Disposition zu sichern und zu behandeln.

Diese Situation findet sich überdurchschnittlich häufig unter den Erschöpften. Für diese Gruppe Menschen gilt es, belastende chronische Faktoren so gut wie möglich auszuschalten, zu vermeiden und sich natürlich um die Stärkung des Systems zu bemühen. In einem ausgeprägten Zustand der Erschöpfung kann es hier natürlich sehr hilfreich und gegebenenfalls auch erforderlich sein, sich an eine in funktioneller Medizin erfahrene Ärztin oder einen solchen Arzt zu wenden, da hier meist mehrere Organsysteme betroffen sind und die oft ausgeprägten Stoffwechselmängel ausgeglichen werden müssen, um Regeneration überhaupt möglich zu machen. Sich am eigenen Schopf aus dem Schlamassel zu ziehen, gelingt in einer diagnostisch und therapeutisch verwirrenden gesundheitlichen Situation oft nicht mehr.

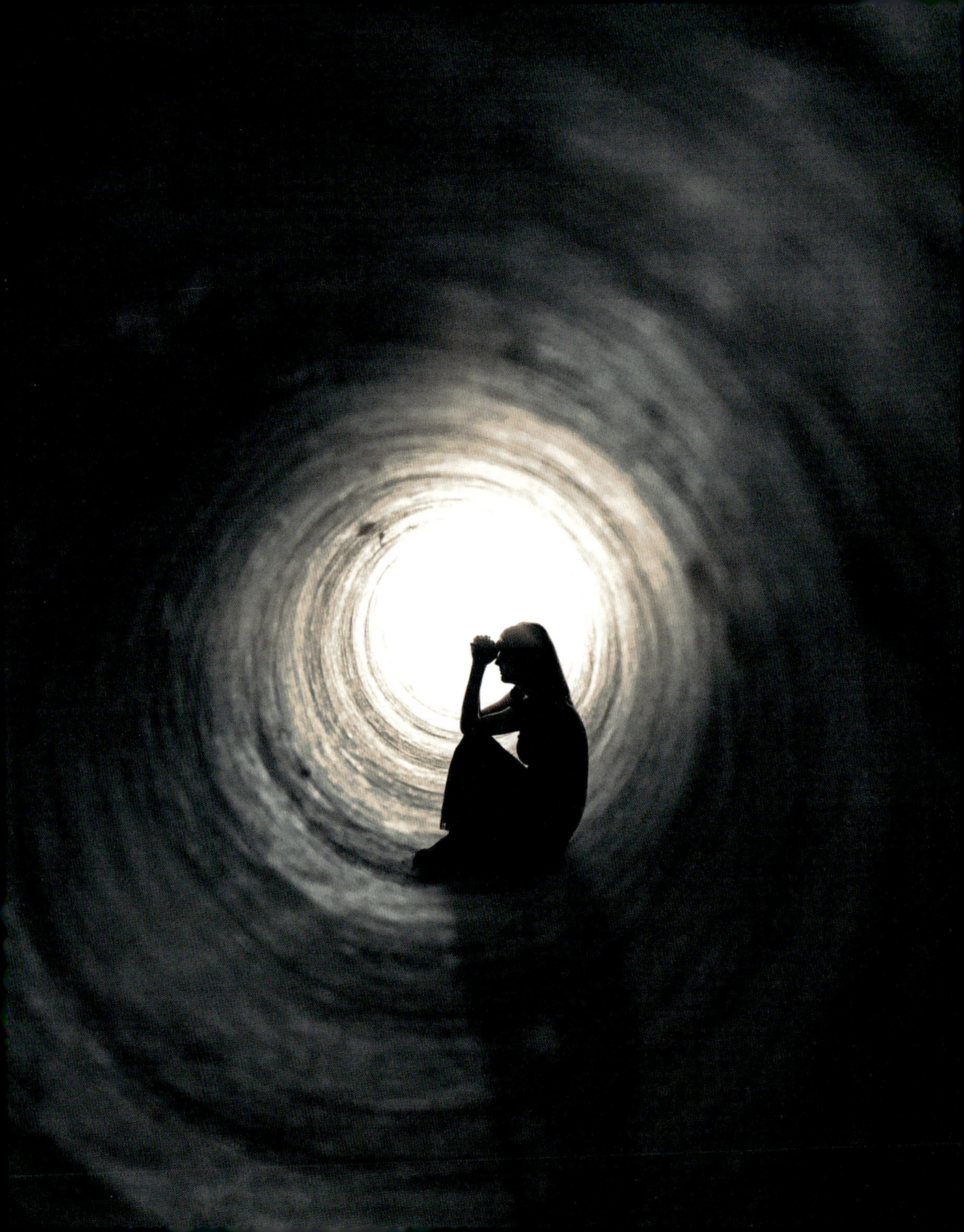

Was passiert bei Energiemangel?

Man macht es sich oft nicht bewusst, woher eigentlich die Energie kommt für alle Vorgänge im Körper: Die Mitochondrien, die Kraftwerke in den Zellen, arbeiten Tag und Nacht. Sind sie in ihrer Funktion beeinträchtigt, leidet der ganze Körper.

Energiemangel in Körper und Psyche

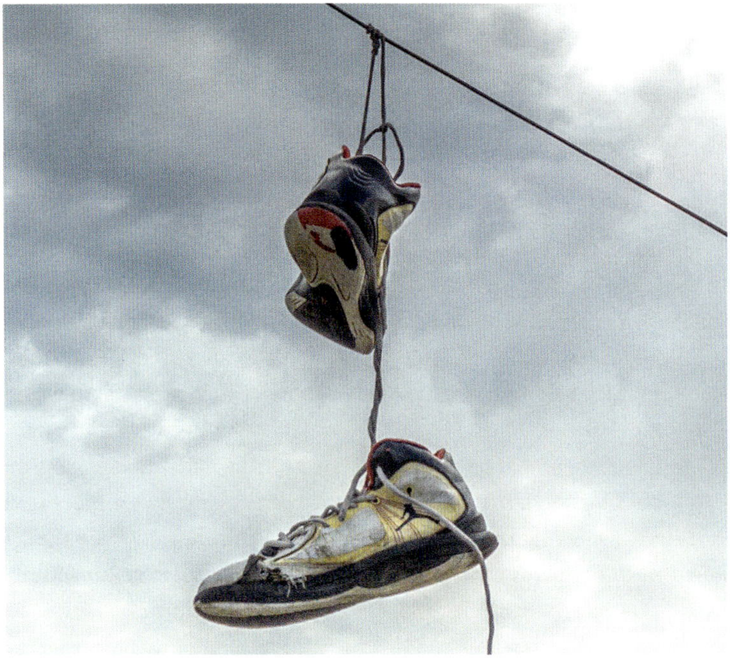

Jeder von uns kennt eine Art von Stress, die guttut, die beflügelt und uns ermöglicht, Ziele zu erreichen, die uns zufrieden machen. Jedem von uns dürfte allerdings schädlicher Stress vertrauter sein: Schädlich ist Stress vor allem dann, wenn die individuelle Resilienz überschritten ist und die Spirale abwärts in

Gang kommt. Eine ganze Weile gelingt es uns, auch hohe Stresspegel gut wegzustecken. Man gewöhnt sich eventuell sogar daran und empfindet diesen Zustand oftmals als neues »Normal«. Ist allerdings das Kompensationspotenzial unseres Systems ausgeschöpft, treten Stoffwechselautomatismen in Kraft, die wir nicht mehr steuern können. Das heißt, das System – Körper und Psyche – schaltet in den Notfallmodus.

Mensch im Notfallmodus

Die Natur hat uns gut ausgerüstet, um auf eine akut bedrohliche Situation zu reagieren: mit in Windeseile ablaufenden Stoffwechselprozessen. Diese ermöglichen es, dass wir uns blitzschnell aus der Gefahrenzone retten und damit unser Überleben sichern. Natürlich sind die berühmten »Säbelzahntiger«-Situationen selten geworden. Was uns in unserem modernen Leben unter Stress setzt, sind Überforderungssituationen wie Doppelbelastung, Termindruck, Dauererreichbarkeit und Konkurrenzdruck – das Ganze gepaart mit Bewegungsmangel und einer hohen toxikologischen Belastung sowie einer nicht förderlichen Ernährung.
Unser Stoffwechsel macht allerdings keinen Unterschied, ob der Stress aus Überforderung entstanden ist oder aus einer lebensbedrohlichen Situation: Er reagiert immer gleich, wenn die Prozesse einmal angestoßen sind. Das ist im Notfall auch sinnvoll – weil es schnell gehen muss. Allerdings bedeutet das auch: Eine Abfolge akut bedrängender und vermeintlich unausweichlicher, aber nicht lebensbedrohlicher Stresssituationen löst dieselben Stoffwechselprozesse aus wie ein veritabler Angriff eines Säbelzahntigers.

GRUNDSÄTZLICHES ZU STRESS

Die Weltgesundheitsorganisation WHO sieht Stress als die größte Gesundheitsgefahr im 21. Jahrhundert. Seit Mitte des letzten Jahrhunderts rückte das Phänomen Stress zunehmend auch in den Blickpunkt der Forschung. Die Wissenschaftler untersuchten die Entstehung des Phänomens »Stress«, seine Ursachen und die individuelle Verarbeitung von Stress. Da gibt es zum einen die biologischen, sozialen und genetischen Stressfaktoren (siehe *Seite 20*), die belastend auf einen Organismus wirken. Zum anderen rückte die individuelle Stresswahrnehmung und -verarbeitung ins Interesse der Wissenschaft. Sie hängt davon ab, wie wir Stress persönlich empfinden und bewerten, aber auch, wie unsere innere Einstellung dazu ist und welche Lösungskompetenz wir haben.
In Annäherung an das Thema ist es hilfreich, sich kurz die verschiedenen Stressphasen und deren Auswirkungen auf uns anzuschauen. Unterschieden werden drei Phasen:

Die **Alarmphase** ermöglicht, sich aus der Gefahrenzone zu bringen oder anzugreifen (fight or flight), aber auch Erstarrung ist möglich. In der **Resistenzphase**, auch Widerstandsphase, passt sich der Organismus an anhaltenden Stress an und erhöht seine Toleranz gegenüber Stressoren. Bei weiter anhaltendem Stress beschreibt die **Erschöpfungsphase** einen Zustand, in dem der Körper Symptome jeglicher Art, von Müdigkeit oder Kopfschmerzen bis hin zu neurologischen Ausfallerscheinungen, entwickelt – er ist den Anforderungen nicht mehr gewachsen.

STRESS, ERSCHÖPFUNG UND DIE NEBENNIEREN

Diese Vorgänge stimulieren die Nebennieren. Sie schütten daraufhin Hormone aus und unterhalten dadurch die Vorgänge. Dabei handelt es sich um Adrenalin und Noradrenalin aus dem Nebennierenmark sowie um Cortisol und Aldosteron aus der Nebennierenrinde. Diese Katecholamine genannten Botenstoffe zählen zu den Stresshormonen. Sie setzen automatisierte Abläufe im Körper in Gang, die das Überleben sichern sollen. Der Körper wird in Alarmzustand versetzt: Alles, was in der akuten Situation wichtig ist, wird hochgefahren – Puls, Muskelspannung, Blutdruck, Atmung. Bei Gefahr verzichtbare Körperfunktionen wie Verdauung oder der Fortpflanzung dienende Prozesse werden zurückgefahren, ebenso regenerative und kreative Prozesse.

Diese zunächst noch von Anpassung geprägten Abläufe werden durch die Hypothalamus-Hypophysen-Nebennieren-Achse (HHN-Achse) gesteuert. Diese Achse ist ein komplexer Regulationskreis mit Schaltzentrale im Zwischenhirn (Hypothalamus). Die Hirnanhangsdrüse (Hypophyse) produziert Steuerungshormone, die die Funktion anderer Hormondrüsen regulieren, und die Nebennieren Stresshormone.

Anatomisch gesehen sitzen die Nebennieren auf den Nieren. Sie stellen das Bindeglied zwischen unserem Hormonsystem (= endokrinen System) und unserem vegetativen Nervensystem dar. Wie wir in den drei Stressphasen gesehen haben, sind die ersten Phasen der Stressregulation noch von Anpassung geprägt. Die Erschöpfungsphase kann man dann als Kapitulation bezeichnen: Das System gibt durch Überlastung auf. Häufig wird das als Erschöpfung der Nebennieren verstanden. Es könnte sich aber auch um eine Art Resistenz der Zellen gegen das Bombardement durch Stresshormone handeln, so wie wir das vom Insulin-Overkill durch ständige Zuckerzufuhr kennen. Auch hier schützen sich die Zellen vor einer Überstimulation durch die Reduktion ihrer Rezeptoren an der Oberfläche – Resistenz entsteht. Das bedeutet: Selbst eine weitere Hochregulation

des Botenstoffes bewirkt keine Reaktion mehr in der Zelle. Sie stellt sich sozusagen taub. Das ist auch bei Stress der Fall – noch mehr Stress kann dann nichts mehr bewirken: Zwangsruhe ist angesagt!
Biologisch betrachtet macht das Sinn: Nachdem Anpassung nicht ausreichte, wird das System heruntergefahren – ähnlich wie bei einem überlasteten Computer. Passiert das, ist die Person gezwungen, sich auszuruhen: Nichts geht mehr, eventuell ist nicht einmal mehr Laufen möglich. So weit sollte man es nicht kommen lassen, denn dies ist zuweilen ein schwer rückgängig zu machender, gegebenenfalls ernsthaft kranker Zustand.

UMGANG MIT STRESS

In den Stressmodellen wird nicht nur die Summe an belastenden Stressoren (Major Life Events, siehe *Seite 21*) berücksichtigt, sondern auch die individuelle Kompetenz, Stress zu verarbeiten. Das wird als Stressresilienz oder Coping bezeichnet. Dabei kann man zwei Aspekte unterscheiden:

~ ***Handlungsorientierte Stressbewältigung:*** *Wie gut gelingt es einer unter Stress stehenden Person, sich aus der Stresssituation herauszumanövrieren – etwa indem sie Handlungen einleitet, die den Stress mildern?*
~ ***Individuelle Wahrnehmung von Stress:*** *Betrachtet die betroffene Person die Situation als Stress oder als Herausforderung?*

An dieser Stellschraube der Stresswahrnehmung und -verarbeitung, der »psychischen Stresskompetenz«, setzen die Module aus dem Kapitel Mindset (siehe *Seite 62*) an. In Analogie könnte man eine körperliche Stressresilienz definieren, die durch ein starkes Darm-, Hormon- und Immunsystem und vor allem durch eine gute Mitochondrienfunktion (inklusive einer optimalen Mikronährstoffsituation) bestimmt wird.

Vegetatives Nervensystem: Ruhenerv – Angriffsmodus

Wie wir gesehen haben, ist der Körper in der Lage, mittels komplexer Stoffwechselabläufe auf Stress zu reagieren. Die Regulation dieser Vorgänge ist ein enges Zusammenspiel zwischen Hormonen, Neurotransmittern, Nervensystem, Herz-Kreislauf-System, Darm und Gehirn. Diese schier unvorstellbare Aufgabe meistert das vegetative Nervensystem. Es garantiert Tag und Nacht die Ausgewogenheit aller Organsysteme und Zellfunktionen. Und es hat am wenigsten zu tun, wenn alles mehr oder minder um die gedachte »Mitte« schwingt. Dieser Zustand wird Homöostase genannt: Die physiologischen Körperfunktionen sind in einem dynamischen Gleichgewicht, alles ist im Fluss.
Das vegetative Nervensystem ist ein Teilbereich unseres gesamten Nervensystems, es

funktioniert autonom – das heißt, wir können es nicht willentlich beeinflussen (und müssen das zum Glück auch nicht). Von sich aus reguliert es im gesamten Körper die Aufrechterhaltung sämtlicher lebenswichtiger Funktionen: Ohne dass wir uns darum kümmern müssen, schlägt unser Herz und passt sich an Belastungen an. Wir atmen, unsere Leber entgiftet und Nahrung wird verdaut. Das vegetative Nervensystem leistet diese komplizierte Aufgabe über zwei Anteile, den Sympathikus und den Parasympathikus. Das sind jeweils getrennt aus dem Rückenmark entspringende Nervensystemanteile. Sie verlaufen auch getrennt zu den gemeinsam versorgten Organen und sind in ihrer Funktion wie Gegenspieler angelegt.

Der Sympathikus ist der Anteil, der uns entwicklungsbiologisch zum Angriff und zur Flucht befähigt und maßgeblich die auf Seite 38 genannten Abläufe in den verschiedenen Stressphasen steuert. In unserem »modernen« Leben ist es schon fast eine gesellschaftliche Normalität, auf Stress, respektive »auf Sympathikus« zu laufen. Das heißt auf Dauerleistung getrimmt und allzeit bereit zu sein – für große Taten. Das kann zunehmend zum Kampf werden, den Alltag gerade noch so in Balance zu halten.

Der Parasympathikus ist der zweite Anteil des vegetativen Nervensystems. Er kommt in unserer hocheffektiven und möglichst leistungsoptimierten Lebensweise meist zu kurz. Der Parasympathikus ist zuständig für Regeneration, Wachstum, Entspannung und Verdauung (im Englischen »rest and digest«). Diese erholsamen Funktionszustände werden oft vom daueraktiven Sympathikus übersteuert. Dadurch mehren sich Stressempfinden, Schlafstörungen oder Verdauungsprobleme, man fühlt sich ausgebrannt – kein Wunder. Die Dichte an Yogastudios und Lebensberatungsangeboten, die unsere Großeltern hätte staunen lassen, zeigt den verbreiteten Bedarf, das Energiedilemma wieder mit gegenlenkenden Maßnahmen in den Griff zu bekommen.

Im Dauerbereitschaftsmodus zu sein, hat seinen Preis: Es kostet viel Energie. Der Garant, dass diese in Stresssituationen in ausreichender Form zur Verfügung steht, ist Zucker. Zucker liefert schnelle Energie, die allerdings nicht lange anhält. Kein Wunder, wenn wir zu Weißmehlgebäck oder Schokolade (Zucker) greifen und uns obendrein einen Kaffee genehmigen – ein beliebter Energiekick, um schnell wieder (aber nicht lange) fit zu sein. In unserer »To-go«-Gesellschaft sind diese »Shots« an jeder Straßenecke zu kaufen. Oder man hat einen praktischen »Energie-«Riegel in der Tasche – so kann man den kleinen Hunger zwischendurch auch beim Autofahren oder schnell vor dem nächsten Termin stillen.

Daueranspannung macht krank: Es ist kein Zufall, dass alles, was als sogenannte Stresserkrankung oder Zivilisationskrankheit wahrgenommen wird, Ausdruck eines vegetativen Ungleichgewichts zugunsten des Sympathikus ist. Durch Daueranspannung und ungünstig veränderte Ernährungsgewohnheiten entstehen

- *Psychische Erkrankungen*
- *Herz-Kreislauf-Erkrankungen*
- *Verdauungsstörungen*
- *Diabetes Typ 2*
- *Stille Entzündungen (siehe Seite 23)*
- *Gelenk- und Rückenschmerzen*
- *Schlafstörungen*
- *Neurodegenerative Erkrankungen*

und alles, was damit zusammenhängt.

DEN PARASYMPATHIKUS STÄRKEN

Dass das ungesund ist, ist eigentlich jedem klar. Gleichzeitig haben sich die Abläufe so sehr eingespielt, dass man sich nur willentlich daraus befreien kann: Einerseits aus der Zuckersucht, die uns diese High-Performance ermöglicht, andererseits müssen wir lernen, wieder in die regenerative Kraft der parasympathischen Regulation zurückzufinden. Hierbei ist der Atem ein echter »Gamechanger«: Ihm kommt eine Schlüsselposition zu. Atmen ist zwar ein vegetativ gesteuerter, automatisch ablaufender Vorgang, doch können wir ihn willentlich beeinflussen. Die Atmung ist die Brücke zwischen Körper und Geist. Mit Ihrer Hilfe gelingt es, Kontakt mit unserem Parasympathikus aufzunehmen und diesen zu stärken. Für unsere Gesundheit ist eine ausgewogene Regulation unabdingbar. Man könnte auch sagen, ein gut regulierter Körper ist gesund!

Was Sie tun können, um den geschwächten Parasympathikus zu unterstützen, lesen Sie im Praxisteil ab *Seite 66*. Das Wichtigste vorweg: Sie können regelmäßig Atemübungen, Bewegung und auch Ruhephasen einplanen, die Stressernährung ändern, Ihre Schlafqualität in den Fokus stellen und ein gutes soziales Netz pflegen – effektive Maßnahmen, um den Parasympathikus zu trainieren.

Psychisch – physisch: zwei Arten von Gesundheit?

In der Regel haben die Patient/innen, die mit ihren untypischen und unspezifischen Beschwerden, ausgelöst durch eine Erschöpfung ihrer Stoffwechselenergie, in meine Praxis kommen, bereits alle möglichen Anläufe bei Ärzten verschiedenster Spezialisierungen hinter sich. Alle diagnostischen Bemühungen verliefen ohne Ergebnis, weder im Labor noch in der bildgebenden Diagnostik fanden sich Auffälligkeiten. Das führt bei Arzt/Ärztin und Patient/Patientin häufig zu dem

PSYCHONEUROIMMUNOLOGIE – PSYCHONEUROENDOKRINOLOGIE

Da Zusammenhänge zwischen Neurotransmittern, psychischen Vorgängen und Immun- und Hormonsystem sowie Darm immer augenscheinlicher werden, haben sich darum neue wissenschaftliche Forschungsgebiete herausgebildet: Psychoneuroimmunologie oder auch Psychoneuroendokrinologie (hierzu gehören auch die Hormone) genannt. Sie erforschen die Zusammenhänge und Wechselwirkungen im Körper, die sich zwischen den Fachgebieten Immunologie, Endokrinologie und Neurologie/Psychiatrie auftun.

Dies ist im Rahmen der sehr in Spezialgebiete zersplitterten Zuständigkeiten im etablierten Medizinsystem ein sehr interessanter interdisziplinärer Ansatz. Wirkt doch gerade Stress auf alle Regulationsebenen und Organsysteme ungünstig ein. Eine durch Stress belastete Person, die noch nicht manifest erkrankt ist, zeigt deswegen gegebenenfalls verwirrende Symptome, die sich nicht in die gängigen medizinischen Fachgebiete einordnen lassen. Wie wir gesehen haben, können erschöpfte Personen Symptome aus allen Bereichen zeigen. Das endokrine System (Hormonsystem) und das Nervensystem sowie die Psyche sind in ihren Strukturen, Funktionen und Botenstoffen eng verwandt, ebenso wie Immunologie und Darmfunktion.

Dieses komplexe Zusammenspiel erklärt die im Praxisteil aufgegriffene Therapie-Strategie: Weil die Beziehungen zwischen den Stoffwechselabläufen, den Organfunktionen und den Auswirkungen auf das Gesamt-Regulativsystem sowohl im körperlichen (somatischen) als auch im psychischen Bereich so eng und vielfältig sind, bieten sich an vielen Stellen Ansatzmöglichkeiten für Therapien. Mit dem Ziel, einen als unangenehm empfundenen und zur Erschöpfung führenden Zustand zu ändern. Das Gute ist, wir können an irgendeiner Stelle ansetzen und können Wirkungen aufs gesamte in Mitleidenschaft gezogene System erwarten. Und: Irgendein Ansatz findet sich immer. Das kann sehr hoffnungsfroh stimmen.

Schluss, es müsse sich um »etwas Psychisches« handeln – sonst würde sich ja irgendein Befund in der gegebenenfalls aufwendig durchgeführten Diagnostik ergeben.
Wenden sich die Betroffenen schließlich an die funktionelle oder komplementäre Medizin, signalisieren eingangs viele, sie wären bereit einzusehen, dass ein gewisser Anteil ihrer Beschwerden wohl psychisch wäre. Andere sagen, sie hätten sich bereitwillig in psychotherapeutische Hilfe begeben oder haben zum Teil jahrelange Analysen hinter sich. Aber sie beschreiben das Gefühl, dass da noch irgendwas anderes außer einer möglicherweise psychischen Beeinträchtigung vorliege – ein noch unbekanntes Problem. Das beunruhigt nicht minder, denn einerseits will man sich ungern mit einer Problemlösung, die »Antidepressivum« heißt, abfinden, andererseits beunruhigt die Ahnung, man habe wohl doch noch irgendeine, bisher unentdeckte Krankheit. Dabei ist der Wille, gesund zu werden und die Leistungsfähigkeit zurückzuerlangen, stark.
Die Patienten sind meist sichtbar beruhigt, wenn ich ihnen erkläre, dass es völlig unerheblich ist, in welchem anteiligen Verhältnis psychische oder physische Symptome vorliegen – es hängt ohnehin alles zusammen. Letztlich beruht auch die Psyche auf biochemischen Prozessen und kann durch Mikronährstoff- oder Vitaminmängel, Hormonstörungen oder Darmprobleme beeinträchtigt sein. Das fühlt sich dann zwar recht psychisch an, bessert sich aber unter Therapie der entsprechenden Stoffwechselmängel. Kopf und Körper gehören zum gleichen Stoffwechselsystem. Das bedeutet: Es braucht hier keine unterschiedlichen Therapieansätze, sondern eine generelle Grundregeneration.
Zusammenfassend ist es also recht wahrscheinlich, dass Sie auch psychische Symptome an sich wahrnehmen. Deswegen ist Ihre Erkrankung aber nicht unbedingt psychischer Natur und Ihre Probleme sind nicht »eingebildet«. Sie müssen auch nicht überlegen, welcher Anteil auf psychische oder körperliche Symptome entfällt. Es wird sich alles zusammen bessern. Anders ist eine ganzheitliche Medizin gar nicht denkbar. Und man weiß aus jahrelanger Erfahrung in der funktionellen Medizin, dass sich körperliche wie psychische Symptome unter Stoffwechseltherapie, Darmsanierung und Hormon-Rebalancierung zurückbilden.
Das heißt: Ja, man könnte den vermeintlich unklaren Zustand der Erschöpfung als Ausdruck einer zwar unerkannten, besser unbekannten Krankheit bezeichnen, aber sicherlich reden wir hier nicht von einer seltenen Erkrankung. Und: Das ist nicht nur ein quälender Zustand, sondern auch einer, der die Entstehung von manifesten, bekannten Krankheiten fördert.

Wie auf Zellniveau die Energie verpufft

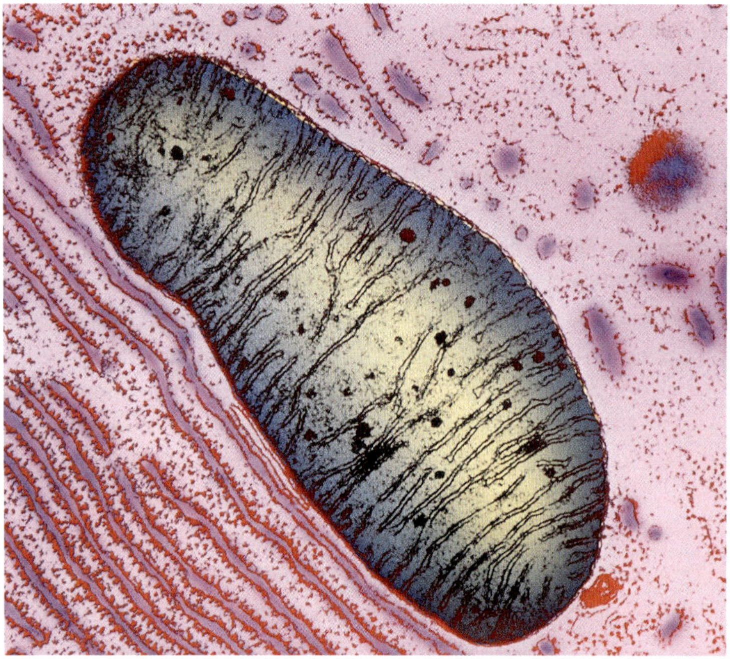

Manchmal kommen wir uns vor wie ein entladener Akku – wissen aber nicht, wohin die Energieladung verschwunden ist und wie wir uns selbst wieder aufladen können. Und leider ist es nicht so einfach, diesen Zustand zu beheben, wie ein Handy mit Ladekabel an die Steckdose zu hängen.

Um besser zu verstehen, wie wir unsere Energie zurückerlangen und regenerieren können, werfen wir einen Blick darauf, wie unser Körper Energie produziert. Biochemisch gesehen ist es ein weiter und komplizierter Weg, bis aus dem über die Nahrung aufgenommenen Rohstoff verwendbare Energie zur Verfügung steht.

Kraftwerke Mitochondrien

Auf der Suche nach unserer Energie müssen wir abtauchen zur kleinsten Einheit unseres Organismus – zu unseren Zellen. Genauer: zu den Mitochondrien. Sie befinden sich in den Zellen und sind hochkomplexe, faszinierende Wunderwerke. Die winzigen Gebilde werden häufig als »Kraftwerke« unserer Zellen bezeichnet, weil sich in ihnen die Energieproduktion abspielt. Hier wird aus Sauerstoff aus dem Blut und aus Glukose, also aus Zuckerbausteinen aus der Nahrung, Energie erzeugt und in Form von Adenosintriphosphat (ATP), einem aus Zucker und Phosphat bestehenden Molekül, gespeichert und weitertransportiert.

Mitochondrien gibt es in allen Zellen außer in den roten Blutkörperchen; dabei hat jede Zelle nur einen Zellkern, aber viele Mitochondrien. Je nach Bedarf des jeweiligen Organs schwankt ihre Anzahl: Leberzellen weisen aufgrund ihres aufwendigen Stoffwechsels etwa 6000 Mitochondrien auf. In Herzzellen arbeiten für den Tag-und-Nacht-Dauerbetrieb bis zu 10.000 Mitochondrien, in einer Eizelle befinden sich sogar 100.000 der kleinen Kraftwerke. Der Herzmuskel besteht zu 35 Prozent aus Mitochondrien.

Mitochondrien sind wahrlich komplizierte Gebilde: Ihre Funktion ist weder einfach messbar noch einfach steuerbar. Eine beeindruckende Abfolge biochemischer Vorgänge greift faszinierend ineinander. Sie lassen sich auch nicht leicht zur Mehrproduktion überreden. Wenn die komplexen Abläufe nicht rundlaufen, lässt sich außerdem nur schwer herausfinden, an welcher der vielen biochemischen Stufen die Energieproduktion gestört ist. Therapeutisch betrachtet kommen mir Mitochondrien manchmal regelrecht zickig vor – aber ich finde, das steht ihnen angesichts ihrer Schlüsselposition und der vielen Störmöglichkeiten auch zu.

Mitochondrien finden in der Medizin bisher keine ihrer Bedeutung angemessene Berücksichtigung. Allerdings mehren sich auch in wissenschaftlichen Untersuchungen die Hinweise, dass sie einen relevanten Einfluss auf das Wohlergehen unserer Zellen haben. Und dass sie degenerative Erkrankungen, Diabetes oder Krebs verursachen können, wenn sie nicht richtig funktionieren. Auch zum Alterungsprozess tragen sie bei, weil mit zunehmendem Alter mitochondriale Aktivitäten

MITOCHONDRIEN – KRAFTWERKE DER ZELLEN

Was sie brauchen und wofür ATP wichtig ist

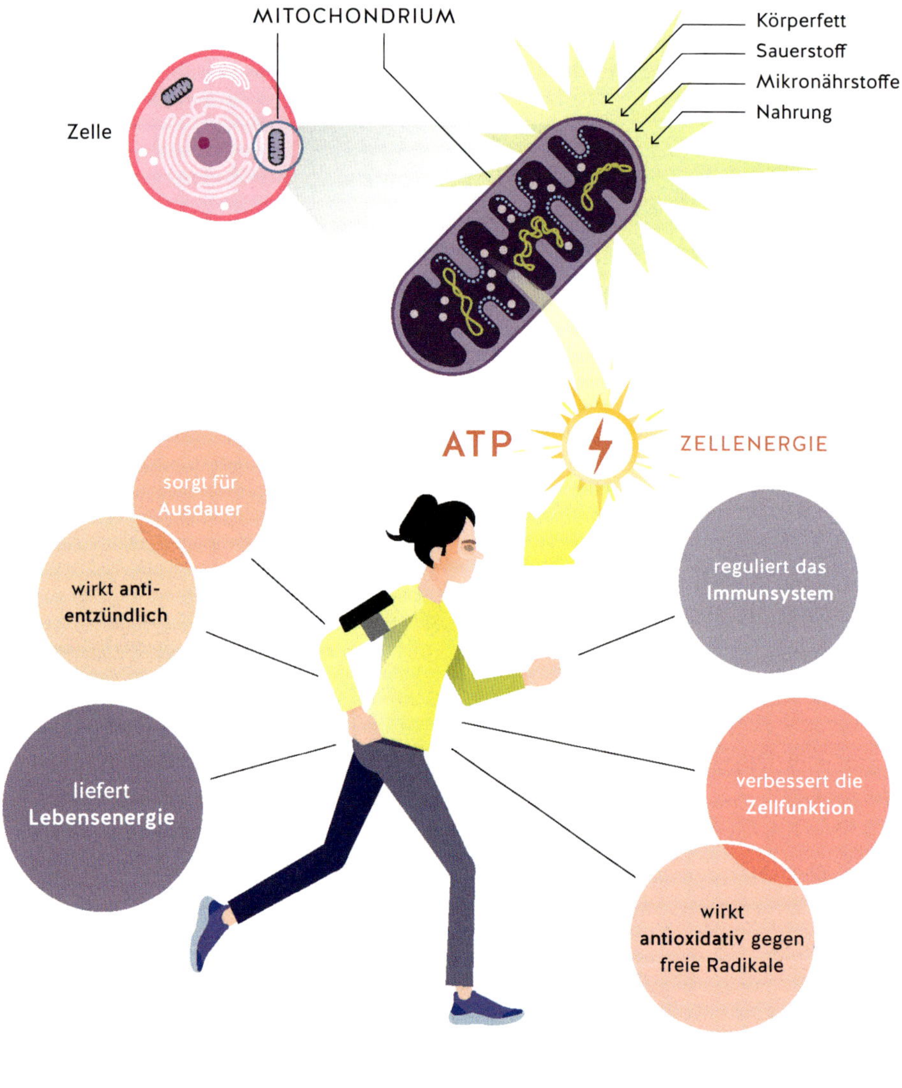

abnehmen. Innerhalb der Komplementärmedizin widmet sich die mitochondriale Medizin der Behandlung einer gestörten Mitochondrienfunktion. Entsteht eine Krankheit durch eine Funktionsstörung der Mitochondrien, nennt sich das Mitochondriopathie.

»MITOCHONDRIOPATHIEN« – ERKRANKUNGEN DER MITOCHONDRIEN

Es gibt die sehr seltenen angeborenen Formen der Mitochondriopathie. Dies sind schwere Erkrankungen, ausgelöst durch eine Fehlfunktion der Mitochondrien, die meist schon im Kindesalter tödlich verlaufen.
Was sich in unserer Zeit häuft, sind jedoch erworbene Mitochondriopathien. Das bedeutet, dass sich die Funktionsstörungen im Lauf unseres Lebens entwickeln. Sie entstehen aufgrund ungünstiger Umwelteinflüsse, chronischer Entzündungen, schlechter Ernährung, Bewegungsmangel, Stress und sie bilden die Basis vieler chronischer Erkrankungen. Und wie Sie schon merken: Wir sind wieder mitten im Wirkbereich dessen, was wir durch Änderung des Lebensstils erreichen können. Auch das ist ein Hinweis dafür, dass Änderungen unseres Lebensstils bis in die Zellen hinein wirksam sind – im Guten wie im Schlechten!
Wir sind also gut beraten, Mitochondrien einerseits vor schädigenden Einflüssen (siehe *Seite 49*) zu schützen und andererseits die Bedingungen für ihren ungestörten Produktionsprozess zu verbessern durch Beeinflussung von Parametern unserer Lebensführung aus den vier Energiesäulen Mindset, Bewegung, Ernährung und Detox.

DIE ENERGIEWÄHRUNG ADENOSINTRIPHOSPHAT (ATP)

In den Mitochondrien werden als Hauptbrennstoff Kohlenhydrate und Fette regelrecht »verheizt«. Durch diesen mehrstufigen

OPTIMALE FUNKTION DER MITOCHONDRIEN

Sie ist die Basis für einen guten Energiehaushalt. Aus den Erkenntnissen und Zusammenhängen um die Energieproduktion in den Mitochondrien sind letztendlich sämtliche Empfehlungen in diesem Buch abgeleitet: Unsere Energie ist am stärksten und unsere Gesundheit am stabilsten, wenn die Mitochondrien ungestört funktionieren.

FOLGEN EINER GESTÖRTEN MITOCHONDRIENFUNKTION

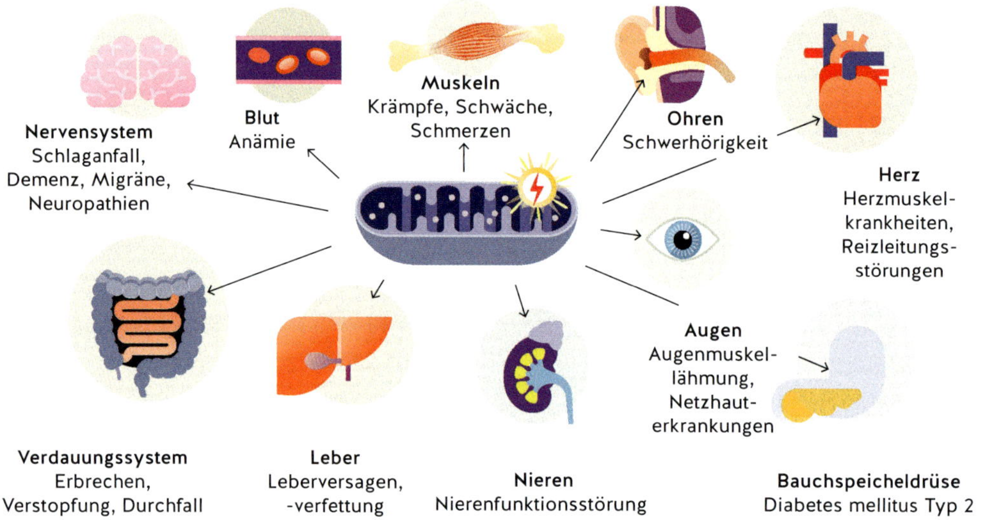

Ist die Funktion der Mitochondrien aufgrund von ungünstigen Umwelteinflüssen, Stress, chronischen Entzündungen, schlechter Ernährung oder Bewegungsmangel gestört, können sie nicht richtig arbeiten, es fehlt an Zellenergie ATP. Dies hat vielfältige Auswirkungen auf alle Bereiche unseres Körpers.

hochkomplexen Vorgang der Oxidation werden diese Stoffe kontrolliert in mehreren Stufen zur Energiegewinnung verarbeitet und es wird daraus ATP hergestellt. Damit schaffen die Mitochondrien die energetische Grundlage für alles in unserem Körper, was Energie benötigt: für den Stoffwechsel, für das Wachstum, für Bewegung, Denkleistung, Körpertemperatur, Nährstoffaufnahme über den Darm, Sauerstoffaufnahme und Kohlendioxidabgabe (CO_2-Abgabe) über die Lunge.

In den Mitochondrien muss alles koordiniert und effizient ablaufen, sonst kommt es zu Störungen im komplizierten Betriebsablauf. Eine solche Störung ist gleichbedeutend mit verminderter Energieproduktion, was **mitochondriale Dysfunktion** genannt wird. Diese äußert sich zum einen in einem zunehmenden Energierückgang. Durch Störungen im biochemischen Ablauf kann es außerdem zur Entstehung von sogenanntem oxidativem Stress kommen: Freie Radikale – chemische Stoffe, denen ein Elektron fehlt und die dadurch sehr reaktiv sind – werden freigesetzt und lösen schädliche Kettenreaktionen, den oxidativen Stress, aus. Das führt zu einer Schädigung der Mitochondrien und der umliegenden Zellstrukturen. Um das zu verhindern, sollten wir die Mitochondrien in ihrer Funktionalität bestmöglich unterstützen, zum Beispiel durch eine optimierte Zufuhr von Mikronährstoffen wie Magnesium, B-Vitamine oder Co-Enzym Q10 und Antioxidanzien (Stoffe, die freie Radikale abfangen). Und indem wir uns bewegen: Der stärkste Impuls zur Vermehrung der Mitochondrien ist die Muskelbetätigung. Also: Bewegen Sie sich, treiben Sie Sport, stimulieren Sie Ihre Muskeln! Denn eine einfache Formel lautet: Mehr Muskeln, mehr Mitochondrien, mehr Energie. Deshalb ist es sehr wichtig, Muskelmasse zu erhalten oder aufzubauen.

Das Molekül ATP ist der Energie-Output der Mitochondrien und die Energiewährung unseres Körpers. Alle Organe und Muskeln verwenden ATP als Energiequelle. Faszinierenderweise stellt unser Körper pro Tag etwa die eigene Körpermasse an ATP her. Das heißt, eine 70 Kilogramm schwere Person produziert täglich 70 Kilogramm ATP. Nutzen Sie dieses Wissen! Stärken Sie Ihre Mitochondrien, dann merken Sie schnell, wie sich Ihr Energieniveau regeneriert. Und achten Sie auf das, was die Kraftwerke beeinträchtigt!

ACHTUNG: DAS BEEINTRÄCHTIGT DIE MITOCHONDRIEN

- *Sauerstoff- und Nährstoffmangel*
- *Belastungen mit Umweltgiften, Chemikalien, vor allem Schwermetallen, auch Konservierungs- und Lösungsmitteln, Farbstoffen, Insektiziden, Pestiziden*
- *Medikamente zur Behandlung von Diabetes und Bluthochdruck, von Herzrhythmusstörungen (Antiarrhythmika), Schmerzmittel (Analgetika), Potenzmittel, Antibiotika, Cholesterinsenker; Betablocker wirken direkt schädigend auf die mitochondriale Funktion.*
- *Bakterielle und virale Infektionen, Parasiten*
- *Unfälle, vor allem unter Beteiligung der Halswirbelsäule*
- *Schwere psychische Traumatisierungen*
- *Nitratreiche Ernährung (durch Kunstdünger, Gepökeltes)*
- *Kohlenhydratlastige Ernährung*
- *Nahrungsmittelunverträglichkeiten*

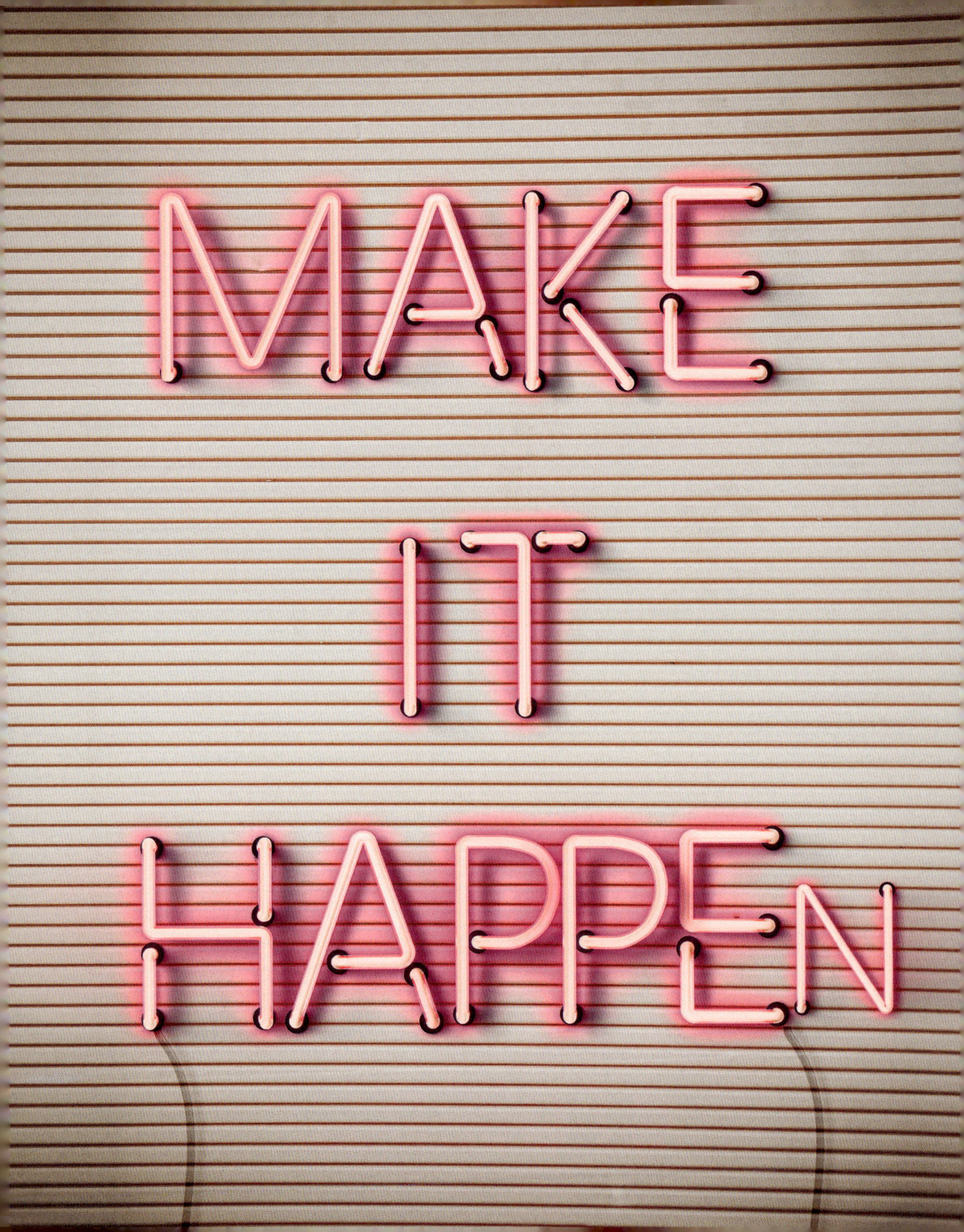
MAKE
IT
HAPPEN

Das 4-Wochen-Programm

Um Ihr Energieniveau anzuheben, helfen schon vier Wochen. In dieser Zeit kann es gelingen, dass Sie mit kleinen Schritten und verschiedenen Modulen zurück in Ihre frühere Stärke finden. Und Ihren Energiemangel ausgleichen.

SO FUNKTIONIERT DAS ENERGIE-PROGRAMM
Seite 52

So funktioniert das Energie-Programm

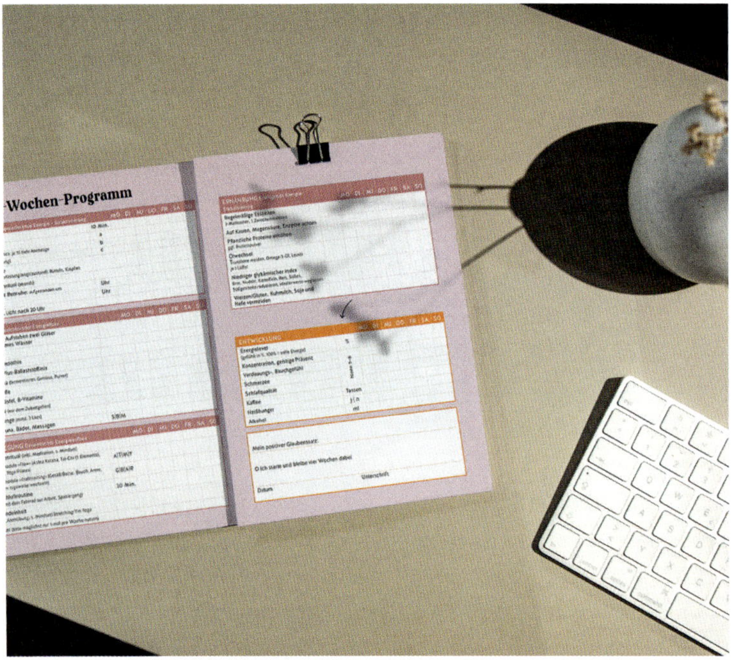

Es gibt sehr unterschiedliche Ausprägungen und Schweregrade von Erschöpft-Sein. Deshalb ist dieses Buch so konzipiert, dass Sie mit den für Sie im aktuellen Zustand machbaren Schritten anfangen und diese täglich schnell und einfach dokumentieren können. So sehen Sie, wie sich Ihre Energie entwickelt, ohne

sich zu überfordern. Und Sie haben immer eine Anregung für den nächsten Schritt. Beschließen Sie also, zu starten. Treffen Sie mit sich eine Vereinbarung, die lautet: »Ich starte und bleibe vier Wochen dabei.«
Dabei setzen wir an vier Säulen an: Mindset, Bewegung, Ernährung und Darm inklusive Detox. Diese Säulen bestimmen im Wesentlichen Ihre Gesundheit und lassen sich durch Sie und Ihre Lebensführung beeinflussen.
In jedem der folgenden Kapitel erhalten Sie

- ***Hintergrundinformationen** zu den einzelnen, konkret umsetzbaren Schritten und Modulen des Kapitels. Dabei gilt: So viel Theorie wie nötig, so wenig wie möglich!*
- ***Module**, die Sie nacheinander in Ihren 4-Wochen-Energie-Alltag integrieren können – entscheiden Sie selbst, welcher Umfang Ihnen aktuell möglich ist. Sie selbst wählen die Reihenfolge, in der Sie die Module durchführen oder steigern. Trauen Sie sich ruhig zu, beherzt Schritt für Schritt weiterzugehen. Dann haben Sie bald die meisten Punkte umgesetzt und innerhalb von vier Wochen garantiert den Erfolg, den der Buchtitel verspricht.*
- ***Kleine-Schritte-Tipps**, wie Sie die Module in Ihr Programm einbauen können.*

In der hinteren Innenklappe gibt es einen **Energie-Wochen-Plan**, der alle vier Säulen umfasst. In diesem können Sie täglich die umgesetzten Module dokumentieren. Zudem: Ihre dadurch erzielten Fortschritte.

Vier Wochen – und dann?

Stellen Sie sich jetzt schon vor, wie gut Sie sich fühlen werden, wenn Sie es geschafft haben, Ihren 4-Wochen-Plan durchzuziehen: fitter, gesünder und voller Energie. Warum sollten Sie das nach vier Wochen nicht beibehalten wollen? Schließlich haben Sie entdeckt, dass Energie zu haben das Leben leichter und Probleme auf wundersame Weise kleiner macht oder verschwinden lässt. Sicher werden Sie danach weitermachen und dauerhaft energiegeladener sein. Denn nach den vier Wochen wissen Sie, welche Maßnahmen für Sie am wirksamsten sind, wo Ihre individuellen Krafträuber lauern, welche veränderten Gewohnheiten Ihnen dauerhaft guttun und was Sie weglassen können, um ohne Aufwand Energie zu sparen.
Nutzen Sie also die Chance, Ihr beeinträchtigtes Wohlbefinden mithilfe des 4-Wochen-Programms nachhaltig zu verbessern. Vier Wochen sind eine verschwindend kleine Zeitspanne in Ihrem Leben – und doch haben sie das Potenzial, vieles zu ändern. Das Programm ist eine Lifestyle-Chance im besten Sinne, man könnte auch sagen »Biohacking« – verstanden als »aktive Beeinflussung der eigenen Biologie«. Wenn Sie inaktiv sind und sich schlecht ernähren, beeinflusst das auch Ihre Biologie, allerdings hin zum Schlechten. Gewusst wie, können Sie aber

die Abläufe in Ihrem Körper bis hin zu messbaren Veränderungen der Laborwerte beeinflussen und Ihr System in Richtung mehr Energie und Gesundheit bewegen.

BIOHACKING NACH PLAN

Die folgenden sieben Punkte helfen Ihnen bei der Umsetzung.

1. Starten Sie frühzeitig

Der Körper verzeiht erstaunlich viel, die Quittung für energiebelastendes Verhalten kommt meist nicht gleich. Bei anhaltender Belastung leidet allerdings die Kompensationskraft des Systems, die Tendenz, aus der Energiebalance zu geraten, steigt und die Entwicklung in Richtung Krankheit kommt in Gang. Nutzen Sie die Zeit, bevor Ihr System ernsthaft belastet ist.

Falls in Ihrem Alltag ein terminlicher Overkill herrscht, der gern auch als »ganz normaler Wahnsinn« bezeichnet wird, versuchen Sie, die nächsten vier Wochen so zu planen, dass Sie zeitlich einen etwas entspannteren Rahmen haben. Unterziehen Sie Ihre Liste an Verpflichtungen einer kritischen Prüfung, sicherlich findet sich das eine oder andere, das für vier Wochen weggelassen werden kann. Übernehmen Sie die Verantwortung für Ihre Gesundheit, widmen Sie die vier Wochen sich und Ihrem Wohlbefinden und geben Sie Ihrer Energie Priorität eins!

2. Kleine Schritte, große Wirkung

Das Programm folgt dem Prinzip der kleinen Schritte: In jedem Kapitel finden Sie Vorschläge für machbare kleine Schritte, die Ihre Energie merklich steigern werden, ohne Sie zu überfordern. Schließlich besteht der Plan aus verschiedenen Modulen. Diese können Sie frei wählen und selbst Tempo und Intensität bestimmen. Starten Sie mit einem kleinen Schritt, der Ihnen Spaß macht, und setzen Sie ihn jeden Tag um. Durch Regelmäßigkeit baut sich rasch mehr Wohlbefinden und Zufriedenheit auf, Energie stabilisiert sich und motiviert Sie zum nächsten Schritt. Steigern Sie sich mit einem nächsten kleinen Schritt in dem Maß, das für Sie machbar ist. Und behalten Sie Ihr Ziel im Auge. Können Sie das Programm einmal wirklich nicht absolvieren, denken Sie nie: »Jetzt ist es sowieso schon egal.« Oder: »Ich schaffe das nicht.« Verurteilen Sie sich nicht, sondern holen Sie Ihre Module später am Tag nach oder wechseln Sie auf ein Mini-Programm, das Sie sich zurechtlegen. Auf alle Fälle machen Sie am nächsten Tag unbeirrt und fröhlich weiter.

3. Seien Sie verbindlich

Sobald Sie den Entschluss gefasst haben, sich auf den 4-Wochen-Plan einzulassen, dokumentieren Sie Ihren Beschluss im Wochenplan und setzen den Haken bei »Ich starte und bleibe dabei!« Treten Sie in eine

Art vertragliche Bindung mit sich selbst: Nachdem Sie mit sich diese Vereinbarung getroffen haben, halten Sie sich einfach daran. Das spart Energie, weil Sie sich nicht jeden Tag von Neuem dazu überreden müssen, den Plan durchzuführen.

4. Bleiben Sie unbeirrbar

Bleiben Sie konsequent am Ball, bewegen Sie sich in einer gedachten Energie-Aufwärts-Linie. Entlang dieser ansteigenden Geraden können auch mal Pendelbewegungen mit Aufs und Abs auftreten. Das ist völlig normal und kennzeichnet den Gesundungsprozess. Trotz möglicher Schwankungen der Stimmung, Energie und Entschlossenheit bleibt das Ganze aber eine Bewegung aufwärts und vorwärts.
Natürlich erfordert die Sache einen langen Atem – wenn es ganz einfach wäre, hätten Sie es schon längst geschafft. Als Leitplanken dienen Ihnen die Verbindlichkeit aus Punkt 3 und die Akzeptanz der in Ihrem Tempo zusammenstellbaren Programmstruktur. Glauben Sie unbeirrbar an den Weg der kleinen Schritte: Er führt Sie kontinuierlich weiter. Und mit der Kraft des Erreichten können Sie ermutigt den nächsten Schritt machen.

5. Rhythmisierung

Ebenfalls sehr hilfreich bei der Umsetzung: Die Rhythmisierung Ihres Tages durch die

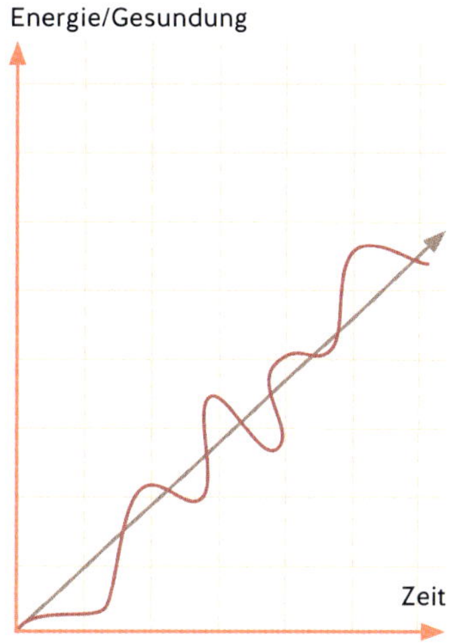

Wenn Sie konsequent die Module des Buches umsetzen, geht es aufwärts mit Ihrer Lebenskraft und Gesundheit – eventuell mit Schwankungen, aber doch stetig aufwärts.

Umsetzung der verschiedenen Module unterstützt den Veränderungsprozess. Schließlich verhindert die klare Strukturierung Rückfälle. Auch für die Rhythmisierung finden Sie in jedem Kapitel Vorschläge.

6. Energie gewinnen durch Weglassen

Ihre Energiebilanz verbessert sich am einfachsten und schnellsten, indem Sie das weglassen, was Ihnen Energie raubt. Das können Gewohnheiten sein, die bei näherer Betrachtung verzichtbar sind: zum Beispiel schädigende Gedanken, toxische Beziehungen, schwer verdauliche Nahrung oder nicht erholsamer Schlaf. Beispiele finden Sie in den jeweiligen Kapiteln Mindset, Bewegung, Ernährung und Detox.

7. Alles hängt mit allem zusammen

Dadurch, dass alles zusammenhängt und gemeinsam eine starke Wirkkraft aufbaut, sich praktisch potenziert, ist es egal, wo oder womit Sie starten. Hauptsache, Sie starten! Denn Ihr System, Ihr Körper »versteht« jeden Impuls als Aufmunterung, sich in Richtung Energie und Gesundung zu bewegen. Jeder benötigt andere Impulse, auch ein unterschiedliches Maß an Impulsen: Der eine kann erst nur einen Mini-Schritt umsetzen, die andere gleich einen größeren. Für die eine muss der Schubs in die richtige Richtung groß sein, für den anderen klein. Welcher Gruppe Sie sich zuordnen, wissen Sie selbst am besten.

Das heißt, wenden Sie das Kleine-Schritte-Prinzip an und nehmen Sie sich nach und nach so viele Module vor, wie Sie gerade schaffen können. Starten Sie mit dem, was Ihnen am meisten Spaß macht. Dann ist die Wahrscheinlichkeit groß, dass Sie bald den nächsten Schritt umsetzen möchten.

Die Impulse durch die nach und nach umgesetzten Module erschaffen eine positive Dynamik: Irgendwann kommt der Punkt, an dem das müde System wieder die Kraft hat, sich selbst zu stabilisieren und zu heilen, allgemein als Selbstheilungskräfte zu bezeichnen. Dann gilt es, weiter wohlwollend mit der wiedergewonnenen Energie umzugehen. Damit Sie das schaffen, bekommen Sie im Verlauf des 4-Wochen-Programms immer wieder Tipps und Anregungen an die Hand. Bleiben Sie dabei!

Überblick über das 4-Wochen-Programm

Damit Sie in etwa eine Vorstellung davon bekommen, wie die nächsten vier Wochen aussehen könnten, hier ein erster Einblick. Dabei handelt es sich nur um Vorschläge, Sie können sich Ihre Module aus den verschiedenen Bereichen wie oben erklärt auch nach eigenen Vorlieben und Kräfteverhältnissen zusammenstellen. In diesem Fall steigern Sie einfach nach und nach mit Modulen aus allen vier Energiesäulen. Die Vorlage für das Programm finden Sie in der hinteren Innenklappe. Kopieren Sie diese viermal, für jede Woche eine zum Ausfüllen.

Wie Sie dabei sehen, baut sich das Programm langsam auf. So erhalten Sie Woche um Woche mehr Kraft und innere Ruhe.

ÜBUNGEN UND MODULE PRO WOCHE – VORSCHLÄGE

1. Woche: Fokus »Starre lösen, Stressreduktion«

Vorschlag Modellwoche:

- *Morgens nach dem Aufstehen zwei Gläser körperwarmes Wasser trinken, gegebenenfalls mit dem Saft einer halben Zitrone oder mit 1–2 EL Obstessig, zum Beispiel Apfelessig.*
- *Etablierung des Morgenrituals: Atemübung, eine Kleine-Schritt-Bewegung und/oder Meditation.*
- *Täglich 30 Minuten Frischluft, gegebenenfalls mit wenig Bewegung starten, im Lauf der Woche steigern.*
- *2- bis 3-mal pro Tag: 10 Atemzüge ruhige, tiefe Bauchatmung (insgesamt 1–2 Minuten) oder die 4-7-8-Technik anwenden (siehe Seite 67), das heißt insgesamt 3-mal Atemübung.*
- *In Stresssituationen: siehe »Schnelle Hilfe bei akutem Stress«, Seite 68.*
- *Trinkmenge erhöhen auf 2 bis 3 Liter.*
- *Energie-plus-Ballaststoffmix täglich (siehe Seite 117).*
- *Täglich Heilerde vor dem Schlafengehen.*

ÜBERBLICK ÜBER DIE 4 WOCHEN

	MOTTO	FOKUS	NAHRUNGSERGÄNZUNGS-MITTEL, ZUM BEISPIEL
1. Woche	Rhythmus, Beweglichkeit, System anregen	Starre lösen, Stressreduktion	Magnesium ggf. Vitamin D überprüfen, ca. 3000 IE tgl.
2. Woche	Beschlusskraft, Autonomie, Stabilisierung	Ernährung aktiv gestalten	B-Komplex
3. Woche	Kräftigung, Mut	Morgenritual ausbauen	Coenzym Q10
4. Woche	Stabilität, Resilienz	Intensiv-Woche	Omega-3-Fettsäuren

Tipp für Woche 1

Seien Sie geduldig und dankbar. Entspannen Sie sich. Ihr System wird für Sie arbeiten. Dokumentieren Sie die Umsetzung der verschiedenen Module in Ihrem Wochenplan (siehe hintere Innenklappe).
Dokumentieren Sie Ihr Befinden in Ihrem Wochenplan.

- *Energie durch Weglassen: Reduzieren von zu vielen Verpflichtungen, von Alkohol, Kaffee, Schwarztee, toxischen Beziehungen und anderen individuellen Krafträubern.*
- *Dankbarkeitsritual (siehe Seite 71).*

2. Woche: Fokus »Ernährung aktiv gestalten«

Vorschlag Modellwoche:

- *In Woche 1 etablierte Module beibehalten.*
- *Täglich Frühstück vor 9.30 Uhr: täglich grüner Smoothie, dann Energie-plus-Ballaststoffmix (siehe Seite 117), gegebenenfalls Quark-Öl-Mischung (1 TL Leinöl in etwas Quark mischen), gegebenenfalls Proteinpulver, am Schluss gegebenenfalls Ei.*
- *3-mal täglich 1 TL MCT-Öl (aus Kokosöl), kann auf 3-mal täglich 1 EL gesteigert werden.*
- *Essabstände planen und einhalten (insbesondere Essenszeiten außer Haus planen):*
  - *Frühstück vor 9.30 Uhr*
  - *Mittagessen zwischen 13 und 14 Uhr*
  - *Zwischenmahlzeit zwischen 16 und 17 Uhr (kann bei besserer Verträglichkeit von längerer Nüchternphase ausgelassen werden)*
  - *Abendessen von 19 bis 20 Uhr*
- *Keine Snacks*
- *Proteinpulver, vegan, bio, ohne Zusatzstoffe, insbesondere kein Zucker oder Süßstoff: Entweder morgens zum Frühstück (empfehlenswert) oder als Zwischenmahlzeit, auch für unterwegs geeignet.*
- *Anteil frischer pflanzlicher Lebensmittel konsequent steigern, gut kombinierbar mit Fleisch oder Feta, Pilzen und Nüssen als Eiweißbeilage.*
- *Energie durch Weglassen: Zuckerhaltige Getränke, Kuchen, Kekse und ähnliche Süßig-*

Tipp für Woche 2

Vertrauen Sie darauf, dass Sie Ihren Stoffwechsel durch gezielte Zufuhr von Rohstoffen verändern können. Vielleicht möchten Sie am Ende der zweiten Woche ein kleines Energie-Bergfest feiern, seien Sie stolz auf Ihre Fortschritte.
Dokumentieren Sie die Umsetzung der verschiedenen Module in Ihrem Wochenplan.
Dokumentieren Sie Ihr Befinden in Ihrem Wochenplan.

keiten komplett weglassen. Nudeln, Reis, Kartoffeln nach und nach reduzieren, Mengen vermindern, im Weiteren weglassen und durch Gemüse ersetzen. Kuhmilchprodukte weglassen oder durch Schafmilchprodukte ersetzen, Kuhmilch im Kaffee durch Hafermilch ersetzen, Milch im Müsli durch Kokosmilch ersetzen; Gluten oder zumindest Weizen weglassen; Vollkornprodukte nur bei sicher guter Verträglichkeit essen; individuelle Verträglichkeit von Lektinen (siehe Seite 151) überdenken, im Zweifel weglassen.

3. Woche: Fokus »Morgenroutine ausbauen«

Vorschlag Modellwoche:

~ *In Woche 1 und 2 etablierte Module beibehalten und*

~ *durch weitere Module aus den vier Energiesäulen ergänzen.*

~ *Morgenritual erweitern, zum Beispiel durch Meditation oder Atem-Bewegungsübung, Klopfmassage, Tai-Chi-Modul oder Ashta-Karana, Krafttraining einer Muskelgruppe (siehe ab Seite 82), Affirmation (Ihr positiver Glaubenssatz, siehe Seite 65), Visualisierung.*

4. Woche: Fokus »Alles hängt mit allem zusammen«

Vorschlag Modellwoche:

~ *Module aus Woche 3 beibehalten.*

~ *Bauen Sie so viele Module aus allen vier Energiesäulen ein, wie es Ihnen möglich ist. Vielleicht können Sie noch eine weitere Alltagsbelastung für diese Woche aufkündigen, um sich vermehrt Ihrer Energie-Intensiv-Woche zu widmen.*

Tipp für Woche 3

Versuchen Sie, den kräftiger werdenden Energiefluss in Ihrem Körper zu spüren. Spüren Sie, dass Sie ihn stärken können: Fordern Sie Ihre Muskeln.
Dokumentieren Sie die Umsetzung der verschiedenen Module in Ihrem Wochenplan.
Dokumentieren Sie Ihr Befinden in Ihrem Wochenplan.

Tipp für Woche 4

Vertrauen Sie auf die zusammenwirkenden Effekte der vielen veränderten Ansätze in mehreren Bereichen Ihrer Systemregulation. Es entsteht Aufbruchstimmung in Ihrem Körper, Energie bricht sich Bahn.
Dokumentieren Sie die Umsetzung der verschiedenen Module in Ihrem Wochenplan.
Dokumentieren Sie Ihr Befinden in Ihrem Wochenplan.

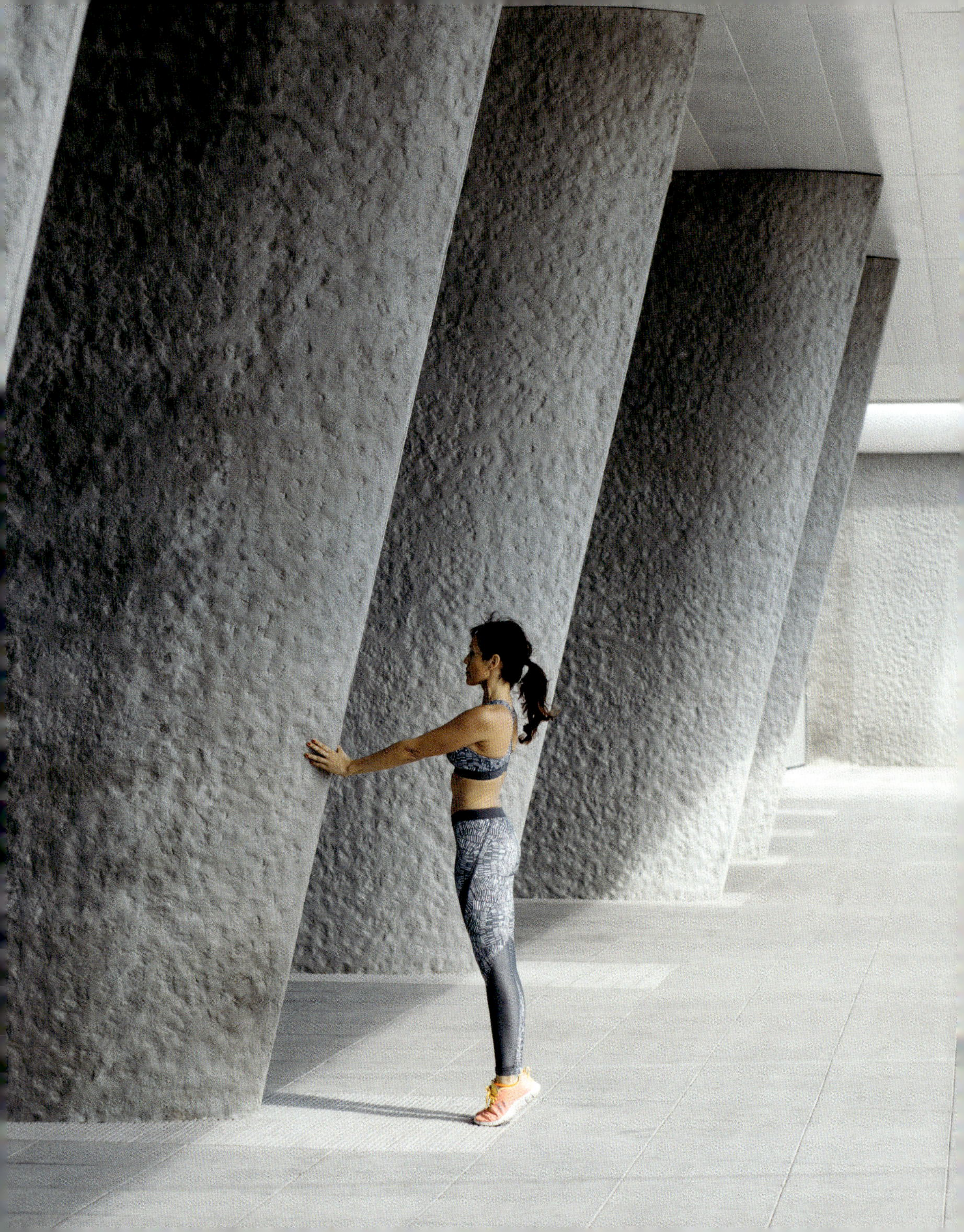

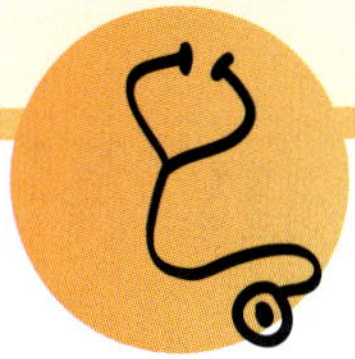

4 Energie-säulen

Mindset, Bewegung, Detox und Ernährung

Mit dem Mindset geht es los

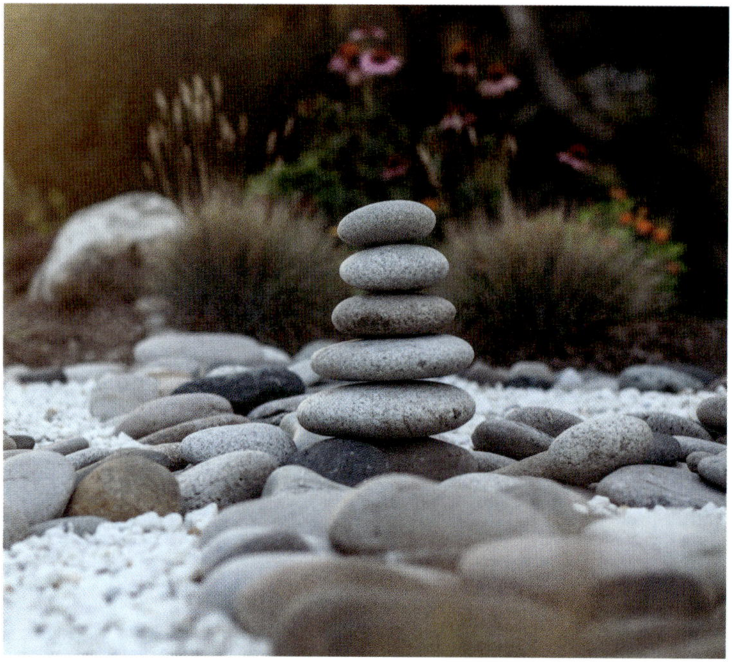

Selbst wenn Sie sich gerade abgeschlagen und hoffnungslos fühlen, seien Sie gewiss: Sie können es schaffen! Entscheidend ist der erste Schritt! Und diesen ersten Schritt können Sie so klein wählen, wie das für Sie passt. Denn auch kleine Schritte führen uns bekanntlich ans Ziel.

Der Kraft des Geistes vertrauen

Untersuchungen belegen, dass Beschlüsse innerhalb von drei Tagen umgesetzt werden sollten, sonst verlaufen sie im Sande. Es liegt also in Ihrer Hand, selbst etwas für sich zu tun. Und aus meiner täglichen Erfahrung mit Hunderten von Patienten mit Erschöpfungserscheinungen kann ich Ihnen sagen: In Aktion zu treten, klappt umso leichter, je früher man damit anfängt.

Aus der Mind-Body-Medizin wissen wir um die engen Zusammenhänge zwischen mentalen Praktiken und deren Auswirkung auf körperliche Zustände. Das wollen wir uns zunutze machen. Führen Sie sich daher immer wieder vor Augen: Ihr Geist ist stark. Und Ihr Körper hat den Willen, gesund zu bleiben oder wieder stark, sprich gesund zu werden.

Es beeindruckt immer wieder, wie viel Belastung unser Körper-Geist-System kompensieren und trotzdem wieder gesunden kann. Oft braucht es aber etwas Hilfe, um diese Prozesse anzustoßen und zu unterstützen. Und die natürlichste biologische Art und Weise, dies zu tun, ist eine Regeneration aus Ihrer individuellen Biodynamik heraus. Dazu will Ihnen dieses Buch verhelfen.

Um Ihrer Erschöpfung Einhalt zu gebieten, schauen wir uns nun als Erstes die Energiefresser an, die Ihnen mental Kraft rauben.

KRAFTRÄUBER UND KRAFTQUELLEN AUFSPÜREN

Im Theorie-Teil haben wir bereits betrachtet, welche Lebensumstände und Stoffwechselbesonderheiten zur Erschöpfung beitragen können. Damit Sie noch klarer Ihre Kraftträuber sowie Ihre Kraftquellen erkennen können, ist es hilfreich, Ihre mentalen und emotionalen Energiekomponenten, Tätigkeiten (auch Nahrungsmittel können Sie hier noch

AM ENDE IST JEDE ERSCHÖPFUNG GLEICH

Jeder hat andere individuelle Belastungen und eine andere Bilanz aus stärkenden und schwächenden Lebensumständen. Aber je länger ein Erschöpfungszustand dauert, desto mehr gleichen sich die biologischen Entwicklungen bei den Betroffenen. Am Ende ist immer die Energieproduktion in der Zelle gestört: Die Mitochondrien machen schlapp, der Output an Stoffwechselenergie ist reduziert.

aufnehmen), die Ihnen guttun oder die Sie müde machen und schwächen, aufzulisten. Es ist wichtig und lohnenswert, sich ihrer bewusst zu werden und sie bei der Durchführung Ihres 4-Wochen-Energie-Programms zu berücksichtigen. Auch stärkende und schwächende Menschen und Beziehungen, Gedanken, Angewohnheiten und meist unbewusste Glaubenssätze gilt es aufzuspüren.
Machen Sie vielleicht erst einmal auf einem leeren Blatt Papier ein Brainstorming, indem Sie alles aufschreiben, was Ihnen zu Krafträubern beziehungsweise Kraftquellen einfällt. Danach können Sie anhand der in der Tabelle unten aufgelisteten Fragen noch mögliche weitere Energiequellen respektive Energiefresser aufspüren.
In einem zweiten Schritt machen Sie sich die gefundenen Komponenten bewusst und arbeiten sich hiermit an eine Umschreibung Ihrer Mindset-Automatismen heran – die Veränderung beginnt im Kopf. Bauen Sie die gewonnenen Erkenntnisse in Ihr 4-Wochen-Energie-Programm ein.

KRAFTQUELLEN UND KRAFTRÄUBER

Was tut mir gut? Was stärkt mich? Was begeistert mich? Was ist mir wichtig?	Durch was fühle ich mich belastet? Kann ich schlecht delegieren, um Hilfe bitten? Kann ich schlecht »nein« sagen? Fällt es mir leicht, meine Grenzen zu wahren?
Nach welchen Begegnungen fühle ich mich gestärkt?	Wer zieht mir Kraft? Kann ich meine Bedürfnisse äußern und gegebenenfalls einfordern?
Was bräuchte ich, um zufriedener zu sein? Was kann ich tun, um Wünsche und Bedürfnisse eher erfüllt zu bekommen?	
Nach welchen Aktivitäten/Tätigkeiten fühle ich mich gestärkt?	Nach welchen Aktivitäten/Tätigkeiten verspüre ich einen Kräfterückgang?
Nach welchen Nahrungsmitteln fühle ich mich genährt und gestärkt?	Nach welchen Nahrungsmitteln werde ich müde, verspüre ich Unwohlsein, Unruhe, Kopfschmerzen, Bauchschmerzen?
Sofern Sie hier irgendwelche persönlich beeinträchtigenden Tätigkeiten/Aktivitäten/Nahrungsmittel vermerken, berücksichtigen Sie diese bitte während des gesamten Energie-Programms.	

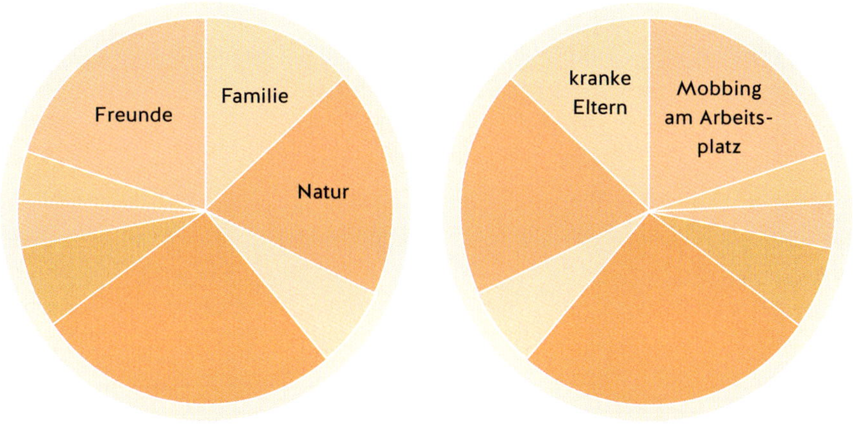

Machen Sie sich bewusst, was Ihnen Energie bringt oder raubt: Tragen Sie dies in zwei Kreisen, einen für Krafträuber und einen für Kraftquellen, in Form eines Tortendiagramms wie oben beispielhaft dargestellt ein. Werten Sie, indem Sie die Tortenstücke entsprechend größer oder kleiner darstellen.

Als Nächstes geht es darum, die Kraftquellen und Krafträuber in ihrer Gewichtigkeit zu erkennen. Dazu hilft die oben abgebildete Grafik. So können Sie Ihre ganz persönliche Energiebilanz als »Energie-Tortendiagramm« darstellen. Tragen Sie in den linken Kreis Ihre Energiequellen und in den rechten die Energieräuber in Form von Tortenstücken ein. Werten Sie dabei, das heißt, was Ihnen mehr gibt bzw. nimmt, bekommt ein größeres oder entsprechend kleineres Tortenstück.

EINEN POSITIVEN GLAUBENSSATZ FORMULIEREN

Sie haben ja schon ermittelt, was Ihnen Energie schenkt. Vielleicht mögen Sie einen positiven Glaubenssatz für sich formulieren. Wenn wir ein Veränderungsthema anpacken, kann ein beflügelndes Motto hilfreich sein. Häufig wird unser Unterbewusstsein nämlich von negativen Überzeugungen und für wahr genommenen hemmenden Beschränkungen bestimmt. Diese können Sie mit ei-

nem positiven Glaubenssatz überschreiben. Denn es ist tatsächlich so, dass zwei widersprüchliche Überzeugungen in unserem Gehirn nicht gleichzeitig Bestand haben können. Zur Anregung im Folgenden ein paar Vorschläge für Glaubenssätze:
»Ich liebe das Leben, das Leben liebt mich.«
»Ich bin frei zu tun, was ich will.«
»Ich bin energievoll und stark.«
»Das Glück ist auf meiner Seite.«
»Ich bin gut genug.«
»Ich bin gesund und glücklich.«
»Ich schaffe die mir vorgenommenen Ziele.«
»Ich kann es, wenn ich will.«
»Ich bin zur rechten Zeit am rechten Ort.«
»Ich erfahre Wertschätzung und achte andere.«
»Ich lebe im Wohlstand und bin großzügig zu anderen.«
»Ich bin liebenswert.«
»Ich werde gesehen und geschätzt und darf zeigen, was ich kann.«

Wiederholen Sie den Satz täglich so oft wie möglich. Eine gute Methode ist, ihn während Ihres körperlichen Trainings einzubauen.

Atmen: mehr als ein Reflex

Ein wichtiger Baustein auf dem Weg zu mehr Energie ist die Atmung. Obwohl wir ohne sie nicht existieren können, wird der Atmung im Alltag meist keine große Bedeutung beigemessen. Im Kontext von Erschöpfung wird Ihnen Ihr Atem eventuell am ehesten bewusst, wenn er zu knapp wird: Sie hetzen zur S-Bahn und die Luft geht Ihnen aus. Oder Sie können die Treppe oder einen Anstieg nicht mehr wie gewohnt locker atmend schaffen. Atemtechniken wurden in Indien bereits vor fast 3000 Jahren eingesetzt (Pranayama), um Körper und Geist zu stärken. Auch alle gängigen Meditationsformen nutzen die heilsame Kraft von Atemtechniken. Das Besondere am Atem ist, dass er von unserem Körper – wie wir bereits gesehen haben – zwar automatisch über das autonome Nervensystem reguliert wird, aber: Wir können ihn auch willentlich beeinflussen und haben somit einen steuerbaren und nutzbaren Zugriff auf unser vegetatives Nervensystem. Und zwar gerade auf den Parasympathikus, den Anteil des Systems, der unsere Regenerationsvorgänge gewährleistet.
In der Erschöpfung ist das vegetative Gleichgewicht in der Regel zugunsten des Sympathikus verschoben, der für die autonome Regulation in Stress- und Notfallsituationen zuständig ist: Der Atem wird schnell und flach. Mittels Atemübungen mit vertieften Atemzügen können wir den Gegenspieler, den Parasympathikus, stärken, der dafür sorgt, dass sich unser Geist beruhigt und unser Körper regenerieren kann.

Die moderne Medizin kann mithilfe von Geräten zur Analyse der sogenannten Herzratenvariabilität (HRV) einerseits das Stresslevel dokumentieren und andererseits den Einfluss der Atmung auf die Stressregulation darstellen. Mit Herzratenvariabilität bezeichnet man die Fähigkeit des Körpers, die Abstände zwischen jeweils zwei Herzschlägen zu verändern und zwar so, dass er situationsgerecht Energie und Ressourcen bereitstellen kann. Mittels HRV lässt sich die beruhigende Wirkung der Atmung auf unser autonomes Nervensystem direkt messtechnisch zeigen. Je ausgewogener die HRV, desto besser ist es um unsere Stressresilienz bestellt. So kann man sogar mithilfe der grafischen Darstellung der Atemwirkung auf die HRV ein Atem-Biofeedback zur Stressregulation durchführen.

Atemübungen können als kleinster erster Schritt auf Ihrem Weg aus der Erschöpfung dienen: Dieser Schritt ist immer zugänglich, willentlich zu steuern und sehr wirksam. Wenn Sie zu den Menschen gehören, die so erschöpft sind, dass ihnen jegliche Anforderung zu viel ist, starten Sie einfach mit der 4-7-8-Technik. Sie ist einfach zu erlernen, ihre Wirksamkeit ist gut dokumentiert.

SO FUNKTIONIERT DIE 4-7-8-ATEMTECHNIK

Entwickelt und wissenschaftlich evaluiert wurde die Methode vom US-Arzt Dr. Andrew Weil von der University of Arizona. Sie ist eng angelehnt an alte Pranayama-Atemtechniken und ist auch geeignet als Hilfe zum Einschlafen.

Sie atmen aus, dann 4 Takte durch die Nase tief in den Bauch ein, halten die Luft 7 Takte an und atmen für 8 Takte über den Mund aus. Dann starten Sie von vorn. Wiederholen Sie das einige Male und gönnen Sie sich diese einfache Übung zwei- bis dreimal täglich. Sie stärkt regenerative Prozesse in Ihrem Körper und verleiht Ihnen innere Ruhe. Erfolge können sich bereits innerhalb weniger Tage bemerkbar machen. Und das gibt Ihnen die Kraft, den nächsten Schritt anzugehen.

Schnelle Hilfe bei akutem Stress – 3 Techniken

Auch wenn Sie alle Tipps in diesem Buch berücksichtigen und Ihren Tagesablauf energieoptimierend strukturieren: Stressige Situationen können immer auftauchen. Damit diese Ihnen nicht wertvolle Kraft auf Ihrem regenerativen Weg rauben, möchte ich Ihnen drei Techniken an die Hand geben, um bei Bedarf sofort gegensteuern zu können. Nichts soll Sie aufhalten auf Ihrem Energie-Aufwärts-Weg in die Stärkung.

ATMEN

Die 4-7-8-Atemtechnik haben Sie bereits kennengelernt (siehe *Seite 67*). Vielleicht gehört sie sogar schon zu Ihrer täglichen Routine. Denken Sie auch in Stresssituationen an diese Atemübung: Sie lässt sich in jeder aufkommenden Stressreaktion zwischen auslösendem Reiz und Ihrer körperlichen Antwort einbauen und lindert sofort den Druck.

RÜTTELN

Eine weitere Technik zur Hemmung von Stress ist das »Rütteln« oder »Zittern«. Es ist eine Technik aus dem Faszientraining. Sie ist genauso schnell umsetzbar und hilfreich wie die 4-7-8-Atemübung und lässt sich auch in längeren Sitz-/PC-Bürosituationen rasch einschieben:

Stellen Sie sich aufrecht hin, Ihre Beine stehen hüftbreit auseinander. Gehen Sie leicht in die Knie und beginnen Sie nun mit kleinen, schnellen Auf-und-Abbewegungen aus den Knien heraus. Dabei geht ein leichtes Rütteln und Schütteln durch den ganzen Körper. Den Kopf halten Sie wie von einem Faden nach oben gezogen senkrecht auf der Wirbelsäule. Schütteln Sie auch die Arme leicht, als ob Sie Wassertropfen abschütteln wollten.
Diese Übung lockert den ganzen Körper, fördert die Durchblutung und löst Verkrampfungen. Hierbei wird auch sehr schnell spürbar, wie eng das körperliche Befinden mit mentalen Prozessen verknüpft ist.

KLOPFEN

Diese etwas aufwendigere Technik ist extrem hilfreich bei aufkommenden oder schon bestehenden psychischen Schräglagen. Sie stammt aus der Energetischen Psychologie, nimmt etwa drei Minuten in Anspruch und lindert negative Emotionen oft schon beim ersten Durchgang durch Beklopfen von Punkten, die auf Meridianen liegen. Als Erstes bestimmen Sie möglichst präzise das Gefühl, das »heruntergeklopft« werden soll, etwa »meine Angst vor den unerledigten Aufgaben«, »meine Furcht vor der Müdigkeit« (Negativaussage) und verbinden diese mit »Selbstliebe«: »Obwohl ich diese Angst habe, liebe und akzeptiere ich mich, wie ich bin.« Sprechen Sie diesen Satz dreimal, während Sie den NLR-Punkt (Punkt 7, siehe Abbildung) kreisend massieren (Einprogrammieren). Dann folgt die eigentliche Klopfserie: dreimal laut den gefundenen Satz sprechen und dabei durchgehend die Punkte-Abfolge (siehe Abbildung) mit Zeige- und Mittelfinger klopfen. Gegebenenfalls die Serie wiederholen.

Diese Punkte klopfen:

1 Kronen- oder Scheitelpunkt

2 Augenbrauenpunkt

3 Augenpunkt am Außenrand des Auges

4 Jochbeinpunkt unter dem Auge

5 Nasenpunkt zwischen Nase und Oberlippe

6 Kinnpunkt

7 NLR Neurolymphatischer Reflexpunkt, ca. eine Handbreit unter dem linken Schlüsselbein

8 Unter-dem-Arm-Punkt unterhalb der Achsel

9 Daumenpunkt auf dem Nagelfalz innen

10 Zeigefingerpunkt auf dem Nagelfalz

11 Mittelfingerpunkt auf dem Nagelfalz

12 Kleiner-Finger-Punkt auf dem Nagelfalz

13 Handkanten- oder Karatepunkt an der oberen Linie der Handfläche

14 Serienpunkt/Gamutpunkt zwischen den Sehnen von Ringfinger und kleinem Finger

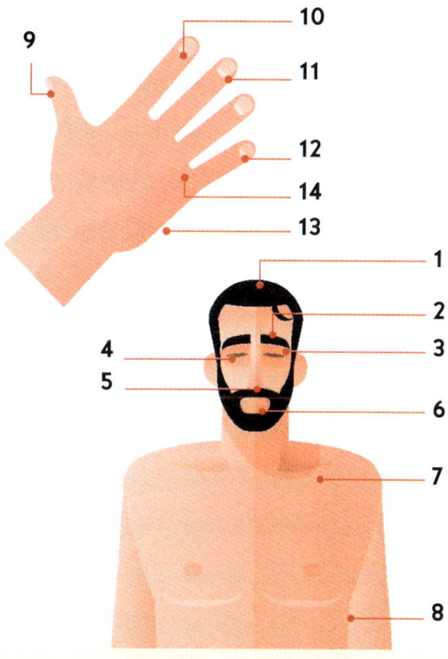

Falls negative Gefühle oder Emotionen Sie zu überwältigen drohen, führen Sie diese Klopfserie durch. Die Übung dauert etwa drei Minuten.

Meditation: nicht nur für Yogis

Aus der Mind-Body-Forschung wissen wir, dass bereits eine Meditationspraxis von etwa 27 Stunden Gehirnstrukturen verändern kann und dadurch Meditation zum Beispiel helfen kann, besser mit Stress und Ängsten umzugehen. Der Fachbegriff dafür heißt Neuroplastizität: Durch Meditation werden Hirnstrukturen im sogenannten Mandelkern (Amygdala), die durch Alltagsstress überstimuliert werden und Ängste vermitteln, herunterreguliert und verlieren nachweislich anatomisch an Größe. Stärkende Effekte konnten für Bereiche der grauen Hirnsubstanz gezeigt werden, die für unsere Fähigkeit, flexibel auf Ereignisse zu reagieren, zuständig sind und für unsere emotionale Balance. Daher ist der nächste effiziente und ebenfalls wenig Energie erfordernde Schritt in Richtung Regeneration, sich eine regelmäßige, zehn- bis fünfzehnminütige Meditationspraxis anzugewöhnen.

Wenn Sie Meditation bereits praktizieren, bleiben Sie dabei! Falls Sie sich dem Thema bisher nicht zugewandt fühlten: Trauen Sie sich heran. Sie können sich der Meditation ungezwungen und frei von ideologischem Überbau nähern. Es geht dabei nicht darum, die große Erleuchtung zu erleben, sondern darum, Ihrem Körper und Geist regelmäßig eine Auszeit zu gönnen. Das hört sich einfacher an, als es ist, und muss geübt werden. Versuchen Sie zunächst einfach, zehn Minuten zur Ruhe zu kommen und die Gedanken anzuhalten. Sich bewusst zu werden, dass Sie diese Ruhe im Geist willentlich herbeiführen können, ist ein nicht zu unterschätzender Aspekt der Selbstwirksamkeit. Dadurch regeneriert Meditation Ihre Kräfte und ist imstande, die automatisierten Abläufe im Gehirn neu zu bahnen. Diese seit Jahrhunderten bewährte Technik ist besonders in unserer mo-

KLEINE-SCHRITTE-EINSTIEG MEDITATION

Suchen Sie sich einen Ort, an dem Sie ungestört sein können. Setzen Sie sich zehn Minuten lang bequem, aber aufrecht hin, schließen Sie die Augen und beobachten Sie die eigenen Gedanken. Versuchen Sie, die Gedanken nicht zu bewerten, sondern sie wertfrei zu beobachten. Lassen Sie die Gedanken weiterziehen wie Wolken.

MEHR ENERGIE DURCH WEGLASSEN VON NEGATIVEM

Bei unserem Programm, weg von Negativem und Kräftezehrendem, hin zu mehr Energie und Stärke, hilft es auch, sich klarzumachen, mit welchen Informationen wir täglich konfrontiert werden. Um informiert zu sein, hören wir Nachrichten im Radio, lesen und sehen sie im Fernsehen oder in den sozialen Medien. Dies steht oftmals der Fokussierung auf gute Aspekte im Weg, denn meist sind es schlechte Nachrichten, die unsere Aufmerksamkeit auf sich lenken. Sie verschieben unsere Wahrnehmung, vermehrt blicken wir auf negative Ereignisse. Das kann verängstigend wirken und vermittelt vielen das Gefühl, dem Schlechten hilflos ausgeliefert zu sein. Deshalb kann es in Zeiten anhaltend schlechter Nachrichtenlage sinnvoll sein, zumindest vorübergehend auf Nachrichtensendungen zu verzichten.
Vielleicht möchten Sie das auch in Ihre 4-Wochen-Regeneration einbauen: Ein vierwöchiger Verzicht auf Nachrichten ist schon ein »Mini-Schritt«, der ganz einfach durch Weglassen von Belastendem die Energiebilanz verbessern kann.

dernen Zeit gut geeignet, um sich dem Druck der Schnelllebigkeit und des angesagten Multitaskings zu entziehen. Nutzen Sie die Kraft der Meditation, es geht ganz einfach! Ich empfehle Ihnen, diese Meditation gleich morgens durchzuführen, so starten Sie gelassen und kraftvoll in den Tag. Vielleicht mögen Sie eine Meditations-App nutzen, etwa Calm, Sevenmind oder Headspace, dann funktioniert das Ganze wie auf Knopfdruck.

Abendliches Dankbarkeitsritual

In schöner Ergänzung zum morgendlichen Meditationsritual lege ich Ihnen für abends ein Dankbarkeitsritual ans Herz. Die Meditation und dieses abendliche Ritual ergeben zusammen eine wunderbare »Ruhe-Klammer« um den Tag. Halten Sie sich vier Wochen lang daran, so haben Sie in Ihrem Ta-

gesablauf zwei Ruheinseln, auf die Sie sich verlassen und auf die Sie sich freuen können. Egal, wie hektisch es zugehen mag, Sie werden die stärkenden Effekte bald auf körperlicher und geistiger Ebene spüren.
Halten Sie in einer App oder in einem kleinen Büchlein am Abend drei Dinge fest, die an diesem Tag schön waren. Am besten führen Sie dieses Ritual zu einer festen Zeit durch, zum Beispiel nach dem Abendessen. Auch dieser Baustein nimmt nur wenige Minuten in Anspruch, zeigt aber große Wirkung. Sie werden sehen: Sogar an einem Tag, der Ihnen vollkommen misslungen erscheinen mag, finden sich immer drei Ereignisse, die positiv waren, die Sie angenehm überrascht haben, die Ihnen gelungen sind. Auch und gerade Kleinigkeiten zählen: Vielleicht hat Sie jemand nett angelächelt oder Ihnen ein Kompliment gemacht, vielleicht haben Sie einen schönen Spaziergang gemacht oder irgendetwas gesehen oder gehört, das Ihnen Freude bereitet hat. Sich das regelmäßig zu vergegenwärtigen, hebt die Laune und schult Ihre Aufmerksamkeit für Positives.

Biorhythmus und Schlaf: Regenerierung bei Nacht

Nach einem Tag mit ersten kleinen stärkenden Einheiten und Ritualen braucht es nun noch einen gesunden, regenerativen Schlaf, um Energie zu tanken und der Erschöpfung den Kampf anzusagen.
Der große Nutzen von gesundem, typgerechtem Schlaf auf die Gesundheit und die Leistungsfähigkeit jedes Einzelnen rückt immer stärker in den Fokus der Wissenschaft, aber auch des Spitzensports. Denn der individuelle Tag-Nacht-Rhythmus hat Auswirkungen auf psychische Vorgänge und Hirnfunktionen wie Merkfähigkeit, Leistungsfähigkeit oder auf Reaktionszeiten. Wer seinen Biorhythmus kennt, weiß sogar, zu welchen Tageszeiten aufgenommene Nahrung am besten verdaut wird oder wann er oder sie am besten Sport macht. Dies wird unter dem Begriff Chronobiologie zusammengefasst.
Für unser energieregenerierendes Programm kommt es vor allem auf die Regulation des Tag-Nacht-Rhythmus an, dass wir unseren individuellen chronobiologischen Typ respektieren sowie auf eine ausreichende Schlafdauer achten. Dabei hat sich gezeigt, dass nicht nur zu wenig, sondern auch zu viel Schlaf mit gesundheitlichen Einbußen einhergeht. Für die meisten sind sieben bis acht Stunden optimal. Außerdem ist ein ungestörter Tiefschlaf aus medizinischer Sicht sehr wichtig, da nur hier das »glymphatische System« aktiv ist. So bezeichnet man die Entgiftungsvorgänge im Gehirn, deren Störung auch mit schrittweisem Untergang von Nervenzellen in Zusammenhang gebracht wird.

Sie sehen also: Der Schlaf spielt auf dem Weg aus der Erschöpfung eine zentrale Rolle. Neben den bekannten Schlaftipps sind für einen energie- und gesundheitsförderlichen Schlaf zwei Aspekte bedeutend. Ihnen wird oft keine Beachtung geschenkt:

- *Kenntnis über den individuellen chronobiologischen Schlaftypus*
- *Kenntnis der Schlafphasen*

Die Schlaftypen

Man unterscheidet »Lerchen«, also die Frühaufsteher, und »Eulen«, die Spät-ins-Bett-Geher. Etwa 80 Prozent der Menschen weisen jedoch den Biorhythmus der »Tauben« auf. Für sie sind Schlaf zwischen 22.00 und 7 Uhr und sieben bis acht Stunden Schlaf optimal. Weil das gesellschaftliche Leben auf den Lerchen-Typ ausgerichtet ist, leben viele Menschen gegen ihre Chronobiologie – mit negativen Auswirkungen auf ihre Gesundheit und Leistungsfähigkeit.

Welcher Chronotyp sind Sie? Dies können Sie zum Beispiel im Urlaub herausfinden, wenn Sie unabhängig von beruflichen oder privaten Zwängen so lange aufbleiben und ausschlafen können, wie Sie wollen.

Die Schlafphasen

Nach dem Einschlafen werden innerhalb von anderthalb Stunden fünf Phasen durchlaufen, die sich aus der sogenannten REM-Phase (rapid eye movement), in der wir träumen, und den Non-REM-Phasen, bestehend aus Leicht- und Tiefschlafphasen, zusammensetzen. Vereinfacht erklärt, erholt sich in der REM-Phase das Gehirn, während sich in der Tiefschlafphase der Körper und das Immunsystem erholen, die Muskeln sind maximal ruhig gestellt. Auch werden in der Tiefschlafphase Informationen ins Gedächtnis aufgenommen. Dieser Schlafzyklus findet zirka fünfmal pro Nacht statt.

Deshalb sollten wir, was die Schlafdauer betrifft, eher in Schlafzyklen als in Stunden denken. Das bedeutet: Fünf Zyklen zu etwa 90 Minuten ergeben eine Schlafdauer von 7,5 Stunden. Diese ist für den Durchschnitts-Chronotyp, sprich die »Taube«, optimal. Vor allem, wenn zwischen 22.30 Uhr und 7 Uhr geschlafen wird.

Ein Schlafdefizit baut sich über Tage auf und hat negative Auswirkungen auf die geistige und körperliche Leistungsfähigkeit. Durch Arbeit, Sozialkontakte und Kaffee kann man sich darüber hinwegtäuschen, dass man nicht fit ist. Sich in diesem gestörten Schlafrhythmus durch die Woche zu schleppen und am Wochenende den Schlaf nachholen zu wollen, indem man bis Mittag im Bett bleibt, ist jedoch keine gute Idee: Das wird Ihre Schlafqualität noch mehr schädigen. Damit ist der energiereduzierte Einstieg in die nächste Arbeitswoche vorprogrammiert.

Das Wichtigste zum Schlaf in Kürze

Messen Sie Ihrem Schlaf die Wichtigkeit bei, die ihm gebührt: Er hat mehr Potenzial für Ihre Energiebilanz als nur »ausschalten« und dann wieder »weiterwerkeln«.

TIPPS FÜR GUTEN SCHLAF

a: *Achten Sie auf eine auf Ihren Chronotyp abgestimmte und regelmäßige Bettgeh- und Aufstehzeit. Auch am Wochenende. Das festigt die Schlafzyklen und kann die Tiefschlafphasen unterstützen.*

b: *Vermeiden Sie außerhalb dieser Zeiten und außerhalb des Bettes zu schlafen.*

c: *Trinken Sie abends keinen Alkohol: Er entspannt zwar, schädigt aber die Tiefschlafphasen und kann in der Nacht zwischen 2 und 3 Uhr Unterzuckerungen auslösen. Wenn Sie sich nicht von Ihrem Gläschen Wein trennen wollen, trinken Sie es am besten früher am Abend vor dem Abendessen und nicht später als 90 Minuten vor dem Schlafengehen.*

d: *Vermeiden Sie Kaffee ab 17 Uhr, dann ist das Koffein bis zur Bettgehzeit wieder abgebaut.*

e: *Schlafen Sie abgedunkelt in einem kühlen Raum ohne Ablenkung. Nutzen Sie das Schlafzimmer nach Möglichkeit nur zum Schlafen. Achten Sie auf ein gutes Raumklima und eine Einrichtung mit idealerweise ökologischen Materialien. Vielleicht mögen Sie auch die beruhigenden Eigenschaften ätherischer Öle nutzen: Schlaffördernd wirkt zum Beispiel Lavendel.*

f: *Auch kann es hilfreich sein, bei Nacht das Stromnetz zu deaktivieren durch Herausnehmen der Sicherung oder einen sogenannten Netzfreischalter.*

g: *Die meisten Schlafstörungen entstehen durch Stress und Ängste. Sehr hilfreich hat sich hier, wie auf Seite 71 erläutert, ein Dankbarkeitsritual am Abend erwiesen. Auch sehr hilfreich sind entspannende Atemübungen wie etwa die 4-7-8-Atemtechnik (siehe Seite 67), Stretching und gegebenenfalls eine Klopfserie (siehe Seite 69).*

RHYTHMISIERUNG BEI NACHT

Wie wir schon gehört haben, hilft uns Rhythmisierung, motiviert und veränderungswillig zu bleiben. Im Hinblick auf unseren Tag-Nacht-Rhythmus helfen folgende Tipps:

a: *Achten Sie darauf, dass Sie ab 20 Uhr keinem bläulichen Licht mehr ausgesetzt sind, das von elektronischen Geräten ausgesendet wird. Hierbei handelt es sich um Blauanteile des Lichtspektrums im Wellenlängenbereich von 400 bis 500 nm (auch HEV = High-Energy-Visible-Bereich oder Ultrablau-Bereich genannt). Sie hemmen die Bildung von Melatonin, dem Schlafhormon. Dadurch wird der Schlaf-wach-Rhythmus negativ beeinflusst und die Schlafqualität leidet. Stellen Sie also ab etwa 20 Uhr die Blaulichtfilter an Ihren Geräten ein oder tragen Sie eine Blaulichtfilter-Brille.*

b: *Testen Sie zumindest in der Freizeit »bildschirmfreie« Alternativen: Anstatt jeden Abend mit einem Gläschen Alkohol vor dem Fernseher zu sitzen und schlimmstenfalls auf der Couch einzuschlafen (was definitiv die Schlafqualität ruiniert), lesen Sie ein Buch, schreiben Sie Tagebuch, meditieren Sie, machen Sie ein paar entspannende Yogaübungen mit Schwerpunkt Stretching oder suchen Sie sich andere Möglichkeiten der echten Entspannung.*

IN DEN TAG STARTEN

Um nach der Nachtruhe energetisiert in den Tag zu starten, können folgende Tipps sehr hilfreich sein:

a: *Lassen Sie das Sonnenlicht herein. Das kurbelt die Serotonin-Cortisol-Produktion an. Gegebenenfalls können Sie im Winter die Produktion durch eine Tageslichtlampe unterstützen.*

b: *Trinken Sie zwei Gläser (körperwarmes) Wasser. Nach der Nacht besteht ein relativer Wassermangel. Die Leber ist nachts aktiv und die Entgiftung kann morgens mit Wasser angekurbelt werden.*

c: *Duschen Sie kalt. Das hilft Ihnen, wach, klar und energiegeladen in den Tag zu starten. Eine kalte Dusche regt außerdem die Arbeit unserer Zellkraftwerke, der Mitochondrien, an. Zum Einstieg ins Kaltduschen können Sie mit Wechselduschen starten.*

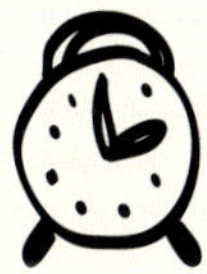

Wieder in Bewegung kommen

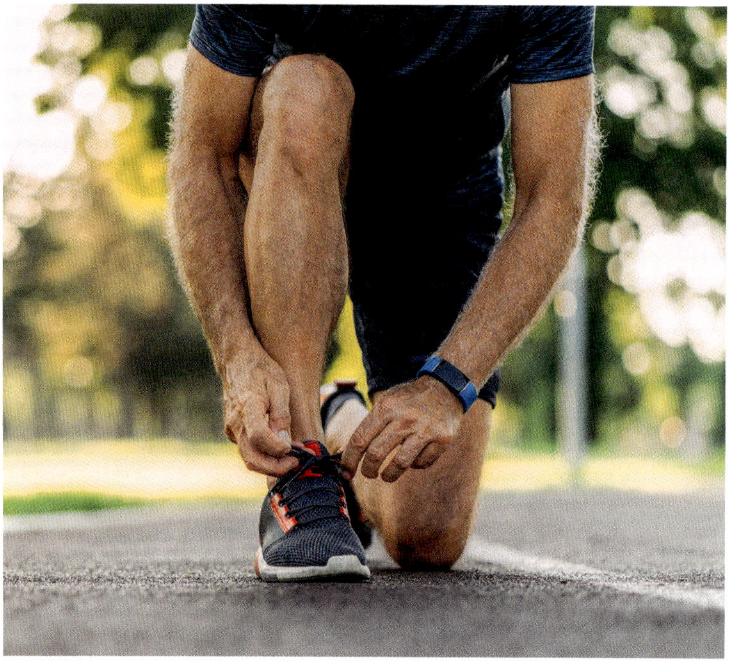

Stellen Sie sich vor, Sie erwachen morgens wohlgelaunt, strecken sich, stehen dynamisch aus dem Bett auf und beginnen Ihre Morgenroutine. Nach einem kräftigenden Frühstück starten Sie energiegeladen in Ihren Alltag. Das ist für Sie unvorstellbar? Mag sein – noch.

Bereit zum Starten

Möglicherweise löst allein das Wort »Bewegung« Stress in Ihnen aus. Natürlich wissen Sie, dass Sie sich bewegen sollten, aber wie soll das gehen? Vielleicht fällt es Ihnen an manchen Tagen sogar schon schwer, sich morgens von der Bettkante zur Kaffeetasse zu bewegen. Sie halten sich für zu schwach für Veränderungen und erst recht für alle Zusatzbelastungen. An Sport – erst gar nicht zu denken!

WOHER DIE ZEIT UND DIE KRAFT FÜR BEWEGUNG NEHMEN?

Wenn Sie sich diese Frage stellen, sollten Sie Ihre Prioritäten überdenken. Hier die harte, aber herzliche Frage: Um wen geht es? Wem hilft es, wenn Sie täglich in die Erschöpfung rennen oder sich darin im Kreis drehen? Ihnen sicherlich nicht – wem dann? Ihrem/r Chef/in, Ihrem/r Ehepartner/in, den Umsätzen, den Kindern, dem guten Ansehen, den Kollegen oder Kolleginnen? Machen Sie sich klar: Sie sind der wichtigste Mensch in Ihrem Leben – ohne Sie haben die anderen auch nichts von Ihnen. Sie wollen sicher nicht irgendwann auf ein Leben zurückblicken, in dem Sie nachweislich viel geleistet und vielleicht sogar Ihre Gesundheit riskiert haben für Ziele, die Sie später bereuen, oder für Personen, die das möglicherweise gar nicht wahrnehmen, weil sie zu unbewusst sind oder fixiert sind auf ihre eigenen Themen.
Ein Phänomen bei Erschöpfungszuständen ist auch die Gewöhnung. Leicht gewöhnt man sich nach und nach an den geschwächten Zustand und akzeptiert ihn irgendwann als normal. Auch kann es sein, dass Sie von Freunden, Kollegen und Bekannten umgeben sind, denen es ähnlich geht. Aber selbst wenn Erschöpfung sehr häufig vorkommt: Normal ist sie nicht – und sie macht krank!
Deswegen: Entscheiden Sie sich jetzt für den Ausstieg aus dem Energiemangel-Schlamassel. Sie müssen sich vor niemandem rechtfertigen. Tun Sie den nächsten Schritt nur für sich selbst: Kommen Sie in Bewegung!
In diesem Kapitel erfahren Sie, wie Sie sich Ihren 4-Wochen-Bewegungsplan aufbauen. Dieser Plan umfasst höchst nachhaltig wirksame Maßnahmen, die schnell und einfach durchzuführen sind. Sie werden sehen: Bewegung vermag es, Sie aus der Starre zu befreien und Ihre Erschöpfung nach und nach aufzulösen.
Und wie in den anderen Kapiteln werden wir wieder das Kleine-Schritte-Prinzip anwenden. Jeder kann auf seinem Niveau mit dem Modul starten, das ihn anspricht, das er umzusetzen vermag. So sind Ausreden schwierig. Und Sie werden schnell Spaß an dem Schritt-für-Schritt-Fortkommen haben – und sich wundern, wie schnell Sie positive Effek-

te wahrnehmen werden für Ihren Geist, Ihren Körper und Ihre Regulation.

Aus dem Kapitel Bewegung gilt es, zwei Module in Ihrem 4-Wochen-Plan zu etablieren:

- *Das tägliche Morgenritual: Es setzt sich zusammen aus einer Abfolge kleiner Bewegungsmodule, die ergänzt und/oder gesteigert werden.*
- *Eine tägliche 30-Minuten-Routine an der frischen Luft.*

Heraus aus der Starre: Atmung und Bewegung

Im Verlauf eines Erschöpfungszustandes entwickelt sich typischerweise eine Art Erstarrung des strapazierten Systems: Unter Dauereinwirkung der Stresshormone ist die Balance im vegetativen Nervensystem aufgehoben, die Atmung wird flach, Bewegungsphasen werden seltener und weniger intensiv. Es kommt zu einer Minderdurchblutung der Muskulatur, Lymphe staut sich, Faszien verkleben und Schmerzen entstehen. Die für einen gesunden Körper und einen ausgeglichenen mentalen Zustand so wichtigen Stoffwechselprozesse, welche für Rhythmik, Balance und Regulation in unserem Körper sorgen, sind aufgehoben. Im Körper herrscht eine Mischung aus körperlicher Starre und stagniertem Stoffwechsel, der Körper ist im »Überlebensmodus« (fight or flight, siehe *Seite 38*).

WIE HERAUSFINDEN AUS DIESEM BLOCKIERTEN ZUSTAND?

Atmung und Bewegung sind die einzigen Rhythmen unseres Körpers, die wir willentlich steuern können. Das eröffnet uns die Chance, durch die Nutzung unseres Atems und der auf den folgenden Seiten vorgestellten Bewegungsmodule das erstarrte System wieder beweglicher und regulationsfreudiger zu machen und den entscheidenden Impuls zur Veränderung zu setzen.
Falls Sie schon eine Atemübung aus dem Mindset-Kapitel regelmäßig durchführen, merken Sie sicherlich bereits, dass sich in Ihrem System etwas verändert hat. Dass sich eine gewisse Körperrhythmik spüren lässt, sich manches wieder steuerbarer oder lebendiger anfühlt. Durch dieses Erfolgserlebnis ermutigt, wird es Ihnen leichter fallen, sich auf den nächsten Schritt einzulassen: die Integration der Bewegungsmodule in Ihren 4-Wochen-Plan.

Die Dynamik des Morgenrituals

Da es gerade erschöpften Menschen besonders schwerfällt, in Aktion zu kommen, hilft es, ein Morgenritual zu etablieren. Sie können die Dynamik nutzen, die durch die tägliche Durchführung dieser Routine entsteht. Sie unterstützt Sie dabei, wieder Bewegung in Ihren Körper und Ihren Stoffwechsel zu bringen. Die Morgenroutine strukturiert und mobilisiert Sie und ist eine wirksame Maßnahme, um heraus aus der Starre zu finden und in einem weiteren Schritt die körperliche Fitness anzuregen. Das Wichtigste ist das verbindliche Ja dazu und die konsequente Durchführung der Routine, nicht deren Umfang oder Intensität (siehe Wochenplan in der hinteren Innenklappe). Denn aus der Regelmäßigkeit entwickelt die Routine ihre größte Wirksamkeit.

Um bestmöglich von Ihrem täglichen Morgenritual zu profitieren, ist es nötig, dafür ein Zeitfenster zu finden, in dem Sie ungestört sind. Definieren Sie einen entsprechenden Zeitrahmen und halten bzw. schaufeln Sie sich diese Zeit konsequent frei.

Die Verbindlichkeit Ihnen selbst gegenüber ist das eine. Gegebenenfalls ist es zudem erforderlich, sich gegen mögliche Störungen von außen zu wappnen: Geben Sie Ihrem persönlichen Ritual zur Energieregeneration einen hohen Stellenwert, blocken Sie dieses Zeitfenster in Ihrem Kalender – zunächst für vier Wochen, danach möchten Sie das Ritual bestenfalls gerne fortführen. Sie werden sicherlich Wege finden, das alltagstauglich für sich umzusetzen.

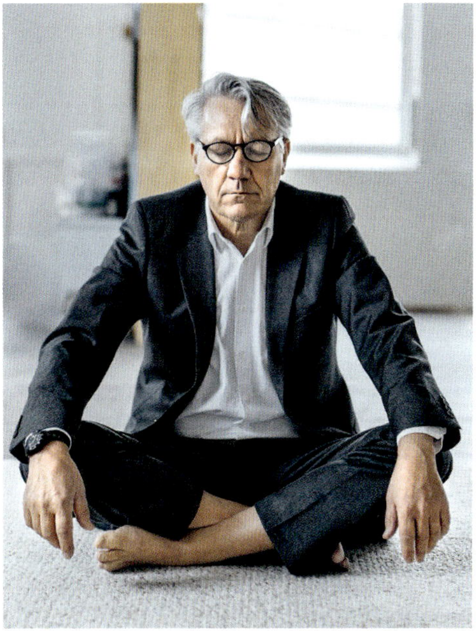

Eine kleine Meditationseinheit lässt sich auch den Tag über einbauen, um wieder fit zu werden. Kombinieren Sie sie mit Bewegung.

Empfehlenswerter Ablauf für Ihr Morgenritual zum Einstieg:

- *Eine Atem- bzw. Meditationseinheit (siehe Seite 70)*
- *Zum Beispiel eine Klopfmassage (diese und weitere Mini-Module siehe Seite 82)*
- *Zum Beispiel das Ashta-Karana-Modul (10 Minuten Wirbelsäulenmobilisierung, siehe Seite 84)*

Diese leichte Anfangsroutine schließen Sie idealerweise ab mit

- *einer Wechseldusche (siehe Seite 121).*

Danach genießen Sie

- *einen leckeren, die Darmgesundheit unterstützenden Energie-plus-Ballaststoffmix zum Frühstück (siehe Seite 117).*

Nach einer Eingewöhnungszeit könnten Sie sich steigern auf zum Beispiel:

- *eine Atem- bzw. Meditationseinheit*
- *eine Klopfmassage,*
- *gefolgt von einer Yoga- oder Tai-Chi-Einheit oder einer Krafttraining-Einheit für eine Muskelgruppe (siehe ab Seite 84)*
- *eine kalte Dusche*
- *ein Energie-plus-Ballaststoffmix zum Frühstück (siehe Seite 117)*

Und fertig ist Ihr kraftspendendes Morgenritual, das Sie schon bald nicht mehr missen werden wollen.
Führen Sie Ihr individuelles Morgenritual während der vier Wochen täglich durch, auch am Wochenende, und steigern Sie nach

NICHT LOCKERLASSEN!

Halten Sie sich an die Verbindlichkeit Ihrer Vereinbarung mit sich selbst. Denken Sie an den Haken, den Sie im Wochenplan gesetzt haben. Und lassen Sie sich nicht frustrieren, falls Sie eine Ausnahme machen müssen – aus welchen Gründen auch immer. Legen Sie sich für solche Ausnahme-Tage ein Kurzprogramm Ihres Rituals zurecht oder holen Sie es später am Tag nach. Auf alle Fälle machen Sie am nächsten Tag mit Ihrem Ritual unbeirrt weiter.
Wer morgens partout keine Zeit für eine Routine hat, etabliert ein Mittags- oder Abendritual. Am Morgen ist der dynamisierende Effekt sicherlich größer, aber noch wichtiger ist es, dass die Umsetzung gelingt. Und vielleicht ergibt sich im Lauf der Zeit doch eine Möglichkeit, das Ritual morgens zu starten.

und nach die Anzahl der Bewegungsmodule beziehungsweise deren Intensität oder Dauer. Und schauen Sie, welche Module Sie von den anderen Energiesäulen (Mindset, Ernährung, Detox) einbauen möchten. Was Sie gleich morgens erledigt haben, ist schon mal getan. Und schenkt Ihnen Energie!

Von der Atemübung bis zum Krafttraining

Die folgenden Mini-Bewegungsmodule sollen Ihnen die Chance geben, Ihre körperliche Fitness zu steigern. Sie sind so gewählt, dass sie fast keine Möglichkeit für eine Ausrede bieten, weil sie sich schnell und einfach durchführen lassen. Trotzdem wirken sie umgehend regenerierend, energetisierend und geistig zentrierend. Damit ist viel gewonnen. Sie können stolz auf sich sein: Der Anfang ist gemacht, der Rest folgt von allein. Vermutlich wollen Sie sich körperlich bald mehr spüren und die Übungen steigern. Unter den Vorschlägen ab der nächsten Seite finden Sie sicherlich ein machbares Mini-Modul, selbst wenn Sie zu denjenigen gehören, denen zu Beginn jeder Schritt schwerfällt. Starten Sie am besten gleich, nachdem Sie das hier gelesen haben: Testen Sie die verschiedenen Übungen und entscheiden dann, welche Sie ab morgen in Ihr regelmäßiges Morgenritual einbauen möchten. Suchen Sie sich hierfür diejenige Übung aus, die Sie am meisten anspricht und Ihnen Spaß macht. Mit jedem weiteren Mini-Modul etabliert sich rasch ein ausgewogenes Basistraining. Das macht Sie flexibler und kräftiger und verhilft Ihnen zu innerer Zentrierung. Nach und nach können Sie mehrere leichte Bewegungsmodule kombinieren oder um ein Krafttrainings-Modul ergänzen, ohne sich überfordert zu fühlen.

MINI-BEWEGUNGSMODULE

Auf den nächsten Seiten folgen ein paar sehr einfache Übungsideen, Mini-Bewegungsmodule, zum Gleich-Anfangen. Sie sollen Ihnen helfen auch bei gegebenenfalls ausgeprägter körperlicher Erschöpfung wieder in Bewegung zu kommen. Das Wichtigste ist zu starten, eventuell klein, aber machbar – und dann: täglich!

Tipp

Auch hier gilt wieder: Wählen Sie für Ihre Morgenroutine das für Sie passende Modul. Wenn Sie körperlich leistungsfähiger sind, wählen Sie Tai-Chi- oder Yogasequenzen in passender Belastungsintensität. Oder Sie wählen die Mini-Module wegen ihres beruhigenden Effektes.

Mini-Bewegungsmodule

Sie bilden den Einstieg in Ihre neue Bewegungsqualität. Wählen Sie das für Sie passendste Modul aus und starten Sie. Entscheidend ist, dass Sie starten.

ATEMÜBUNG MIT BEWEGUNG

1 Sie stehen hüftbreit und führen mit der Einatmung die Arme in einem großen Bogen seitlich am Körper nach oben, bis die Fingerspitzen senkrecht zur Decke zeigen, die Schultern bleiben tief.

2 Oben angekommen, machen Sie eine Atem- und Bewegungspause. **(1)**

3 Dann führen Sie die Arme wieder langsam nach unten, während Sie dabei ausatmen.

4 Pause. Dann wieder mit dem Einatmen starten und wie beschrieben fortführen.

→ *Wiederholen Sie die Übung fünf- bis sechsmal.*

Tipp

Achten Sie auf eine genaue Koordination zwischen Atmung und Armbewegung. Senken Sie die Atemfrequenz während der Übung nach und nach.

Wirkung

+ Der Bewegungsumfang beim Atmen ist zwar klein, hat aber eine große Wirkung. Beobachten Sie zunächst drei Atemzüge lang die Atembewegungen in Ihrem Körper. Dann nehmen Sie zur Übung die Arme hinzu.

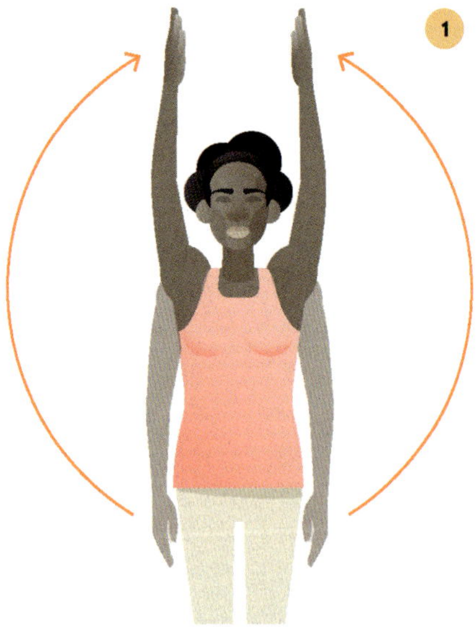

VITALISIERENDE KLOPFMASSAGE

1. Mit der rechten Hand auf die linke Hals- und Schulterpartie klopfen, und zwar langsam und so kräftig, wie es angenehm ist.
2. Klopfen Sie fließend weiter auf der Innenseite Ihres linken Arms nach unten bis auf die Handfläche und über den Handrücken auf der Armaußenseite hoch zur Schulter.
3. Führen Sie diesen Ablauf auch auf der Gegenseite durch.
4. Daraufhin mit den Händen oder Fingerspitzen auf den Brustbeinbereich (Stimulierung der Thymusdrüse) klopfen. Dann wechseln Sie zum rechten und linken Bauchbereich.
5. Nun wechseln Sie beidseits zur Körperrückseite, zu den Hüften, zum Nierenbereich und zum unteren Rücken – soweit Ihnen das möglich ist.
6. Dann klopfen Sie mit beiden Händen die Rückseite der Beine von oben nach unten, an der Beinvorderseite wieder hinauf, an der Außenseite hinunter und an der Beininnenseite wieder nach oben.
7. Schließen Sie die Klopfmassage mit einer Klopfeinheit auf die Mitte des Unterbauchs ab.
8. Zum Schluss die Hände sinken lassen und mit geschlossenen Augen nachspüren: Fühlen Sie ein Prickeln, spüren Sie, wie Energie in Ihrem Körper fühlbar wird?

Wirkung

+ Die Klopfmassage aktiviert die verschiedenen Meridiane bzw. Energieleitbahnen.

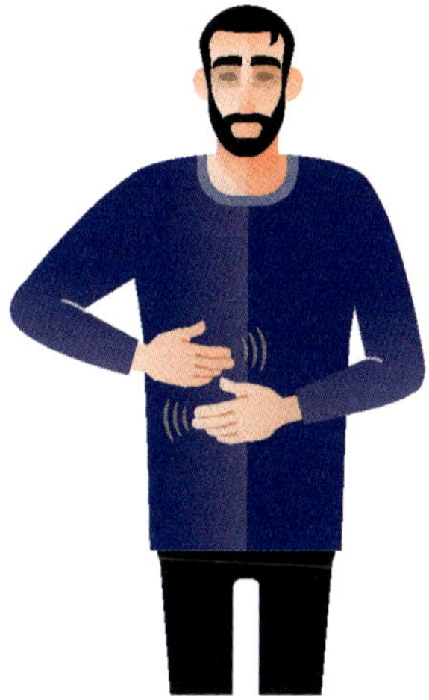

Mobilisierende Bewegungsübung Ashta Karana

Ashta Karana bedeutet »Die acht Bewegungsrichtungen der Wirbelsäule«. Diese Yoga-Übung zur Mobilisierung der Wirbelsäule ist ohne Vorkenntnisse und ohne Matte durchführbar. Man macht mindestens vier Durchläufe. Zeitaufwand: ca. zehn Minuten.

1 Aufrechter Stand, Becken aufrichten, die Handflächen liegen aneinander.
2 Beim Einatmen die Arme über die Seite nach oben strecken.
3 Ausatmen, Schultern sinken lassen, Einatmen und zur rechten Seite beugen.
4 Ausatmen und in Stellung 1 kommen.
5 Einatmen und zur linken Seite beugen.
6 Ausatmen und in Stellung 1 kommen.
7 Einatmen, die Arme anwinkeln und den Oberkörper nach hinten beugen. Den Kopf nur leicht nach hinten legen.
8 Beim Ausatmen wieder aufrichten, die Ellbogen vor den Körper bringen, die Handflächen weisen zum Gesicht.
9 Einatmen, Arme abgewinkelt seitlich vom Körper, Ellbogen sind auf Schulterhöhe, den Kopf nach rechts drehen.
10 Ausatmen, den Kopf zur Mitte drehen.
11 Wie 9, aber Kopf nach links drehen.
12 Ausatmen, den Kopf zur Mitte drehen.
13 In der Stellung 9 einatmen und die ganze Wirbelsäule nach rechts drehen.
14 Ausatmen und die Wirbelsäule zur Mitte drehen.
15 Wie 13, aber Drehung nach links.
16 Wie 14.
17 Einatmen und Stellung 8 einnehmen.
18 Beim Ausatmen den Rumpf nach vorn beugen, Hände berühren den Boden, Knie leicht gebeugt.
19 Beim Einatmen linke Hand am Boden lassen, nach rechts aufdrehen, Blick zur rechten Hand.
20 Ausatmen und zurück zu 18.
21 Wie 19, rechte Hand am Boden, nach links aufdrehen.
22 Ausatmen und zurück zu 18.
23 Einatmen, Oberkörper waagerecht, Arme auf Schulterhöhe zur Seite strecken.
24 Beim Ausatmen in die Hocke kommen, die Arme nach hinten schwingen.
25 Einatmen, mit Schwung in Stellung 2.
26 Ausatmen, mit Stellung 1 abschließen.

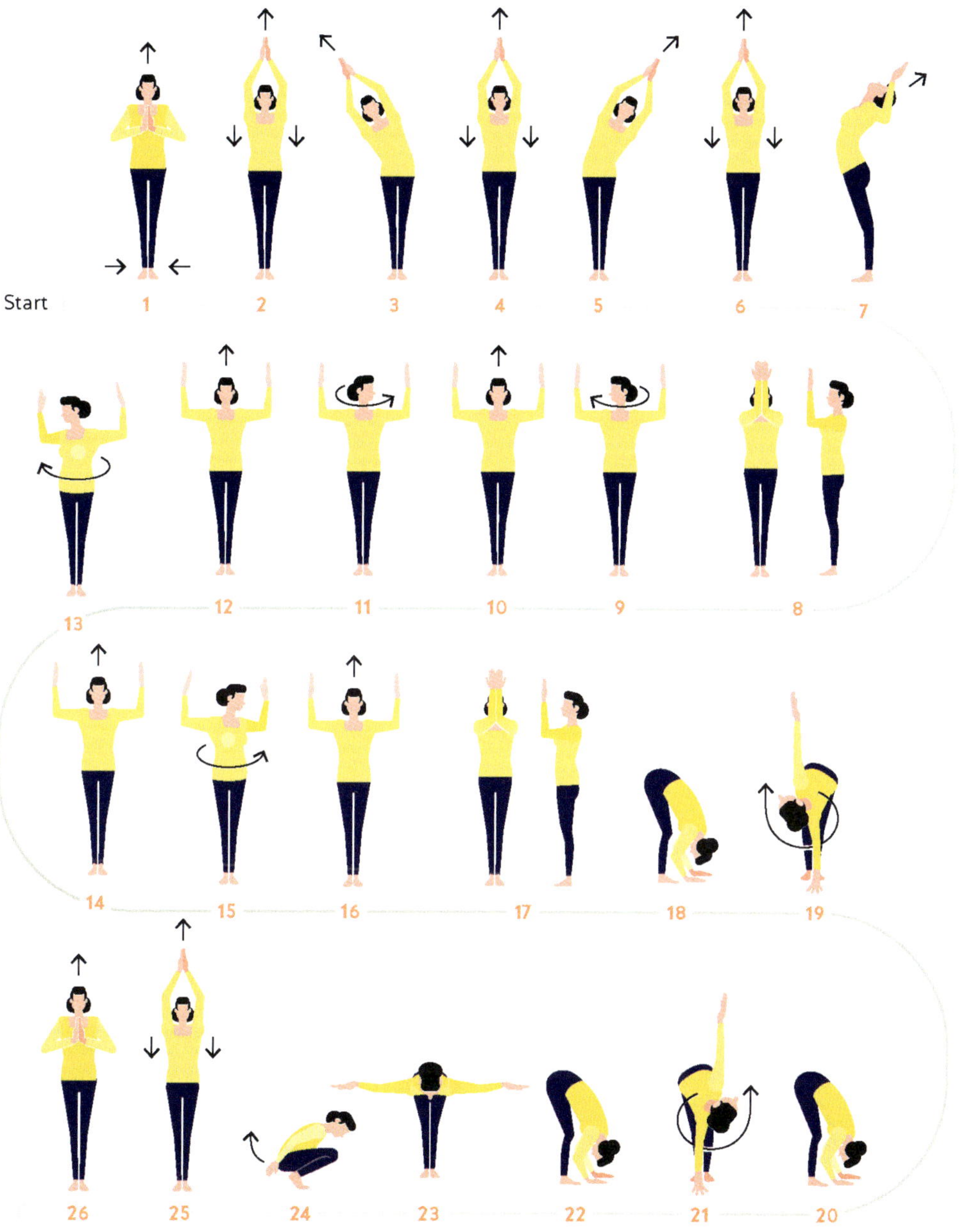
Start
1
2
3
4
5
6
7
8
9
10
11
12
13
14
15
16
17
18
19
20
21
22
23
24
25
26

Tai Chi – »Die fünf Elemente«

Das ist eine meditative Übung mit leichten Bewegungsabläufen. Es gibt Studien zur erstaunlichen Effektivität von Tai Chi. So soll sich diese sanfte Bewegungskunst positiv auf das Herz-Kreislauf-System, auf Depression und Diabetes auswirken und sogar die Blutfettwerte senken. Selbst die Gewichtsabnahme funktioniert mit regelmäßigem Tai Chi in einigen Fällen besser als mit Ausdauersport.

1 **Holz:** Schulterbreiter Parallelstand. Die Arme seitlich etwas öffnen, nach unten absenken, Knie beugen für eine entspannte Bewegung. Die Hände mit den Fingerspitzen vor dem Körper nach unten führen, die Handrücken liegen aneinander. Den Körper aufrichten, die Hände ebenfalls und auf Höhe der Brust mit den Fingerspitzen nach oben drehen. Die Handflächen auf Nasenhöhe zueinanderdrehen und hoch über den Kopf bewegen. Die Arme zur Seite öffnen, absenken, dabei Schultern und Ellbogen entspannen; auf Schulterhöhe die Handflächen nach unten drehen.

2 **Erde:** Die hängenden Arme vor dem Körper kreuzen, bis in Magenhöhe heben. Hände drehen, aneinanderlegen, absenken und zu den Seiten hin öffnen.

3 **Wasser:** Den Körper sinken lassen, dabei die Arme ohne Anstrengung in einer weichen fließenden Bewegung heben. Dann im Aufrichten des Körpers die Arme nach unten absenken.

4 **Feuer:** Mit den Armen einen Kreis bilden, bis auf Brusthöhe heben. Den Körper mit dem Fuß nach links drehen, die Hände nach vorn stoßen, dabei schulterbreit öffnen. Auf die gleiche Weise zurückdrehen und nun die gleiche Bewegung nach rechts machen. Wieder in die Ausgangsstellung zurückkommen. Beide Hände nach vorn stoßen, zu den Seiten hin öffnen, seitlich sinken lassen.

5 **Metall:** Vor der linken Körperseite die Hände mit aneinandergelegten Handrücken bis über den Kopf heben, dabei die rechte Ferse mitheben. Die Hände vor der Körpermitte in einer »schneidenden« Bewegung sinken lassen, das Gewicht wieder in die Mitte verlagern. Die gleiche Hin- und Rückbewegung vor der rechten Körperseite durchführen, dabei hebt sich die linke Ferse mit.

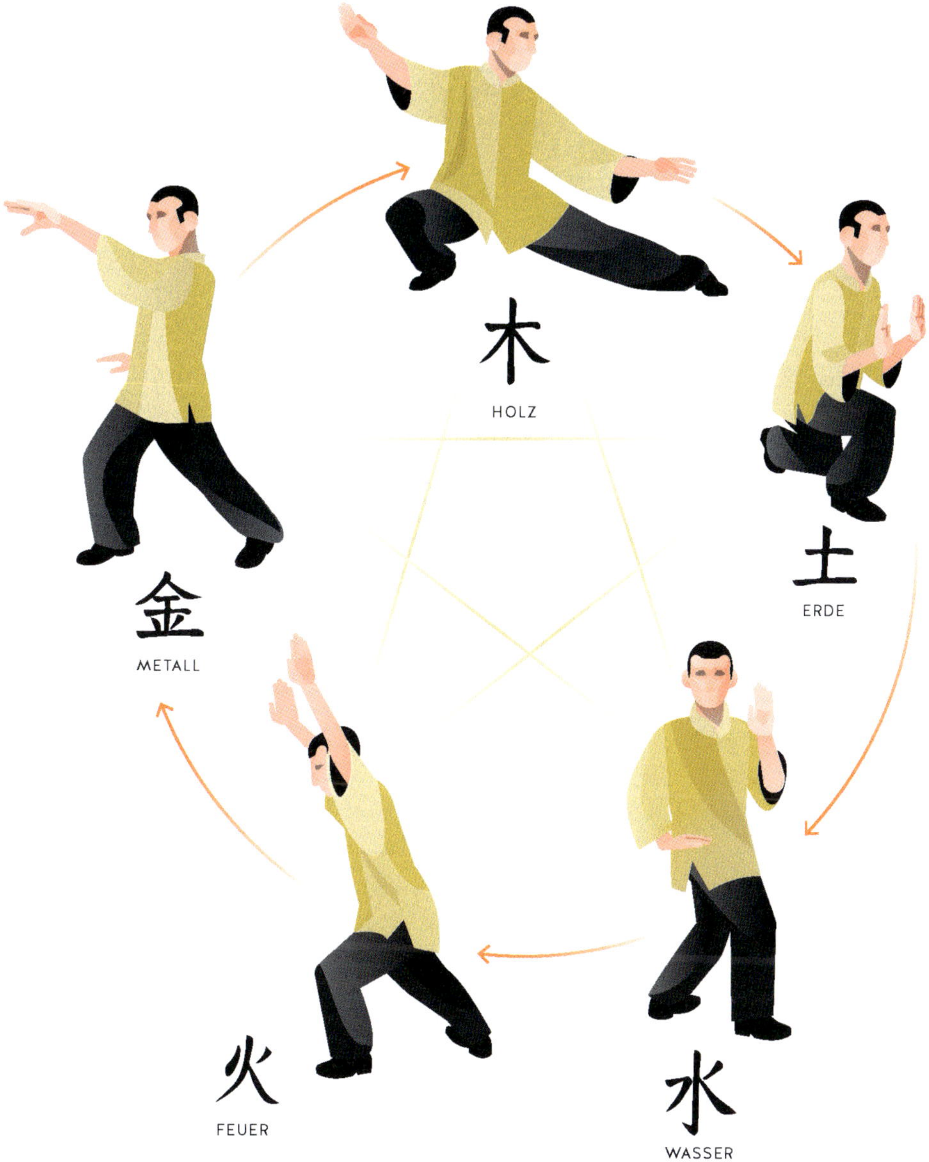

木
HOLZ
土
ERDE
水
WASSER
火
FEUER
金
METALL

Yoga – Sonnengruß

Der Sonnengruß besteht aus 12 Körperstellungen, die einen fließenden harmonischen Bewegungsablauf bilden. Er eignet sich als Aufwärmübung, aktiviert, beruhigt den Geist und bringt die Körperenergie zum Fließen. Somit ist er gut geeignet als Bestandteil des Morgenrituals.

SO GEHEN SIE VOR

1. Aufrechter Stand, die Handflächen vor der Brust aneinanderlegen. Ausatmen.
2. Die Arme in großem Bogen nach oben strecken und im unteren Rücken so weit wie möglich nach hinten beugen, dabei einatmen.
3. Beim Ausatmen nach unten beugen und die Hände vor den Füßen auf den Boden legen.
4. Den rechten Fuß weit nach hinten setzen, dabei Brust und Kopf etwas anheben und tief einatmen.
5. Den linken Fuß ebenfalls nach hinten stellen. Den Rücken gerade halten und zum Liegestütz kommen, ausatmen.
6. Während des Ausatmens die Ellenbogen abbeugen, den Körper absenken, sodass Stirn, Brust und Knie den Boden berühren. Das Becken kippen, damit der Steiß oben bleibt, und ein Hohlkreuz formen.
7. Das Becken wieder ablegen und nun mit den Armen den Oberkörper vom Boden abheben, Blick nach oben. Dabei einatmen.
8. Nun das Gesäß nach oben schieben zu einem umgekehrten V, Arme und Beine sind so weit wie möglich gestreckt. Dabei ausatmen.
9. Den linken Fuß weit nach vorn ziehen, dabei einatmen.
10. Dann den rechten Fuß daneben stellen und sich wie bei Punkt 3 nach vorn und unten beugen. Dabei ausatmen.
11. Während des Einatmens richten Sie sich auf und strecken die Arme in großem Bogen nach oben und beugen sich im unteren Rücken so weit wie möglich nach hinten.
12. Beim Ausatmen legen Sie die Hände aneinander und führen sie vor die Brust wie bei Punkt 1.

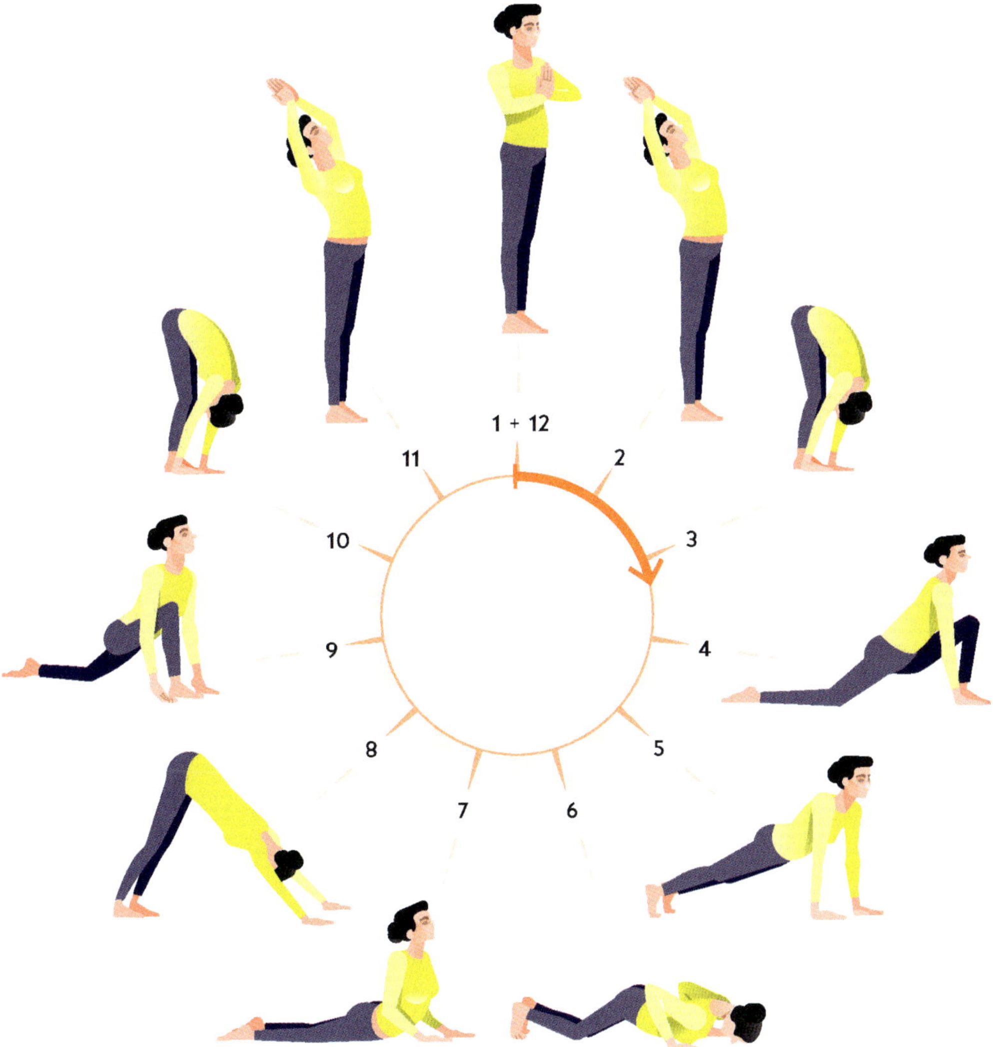
1 + 12
2
3
4
5
6
7
8
9
10
11

Zur Steigerung Ihrer Bewegungsdynamik: Krafttraining

Nach dem sanften Einstieg mit den Mini-Modulen können Sie als nächsten Schritt ein mildes Krafttraining einbauen. Wie wir auf *Seite 45* gesehen haben, enthalten die Muskeln Mitochondrien, das heißt, mehr Muskeln bedeuten mehr Mitochondrien, bedeuten mehr Energie. Auf die Plätze, fertig, los! Sie trainieren täglich eine Muskelgruppe und wechseln tageweise durch. Dadurch, dass pro Einheit jeweils eine ganze Muskelgruppe trainiert wird, absolvieren Sie in Summe ein komplettes Ganzkörpertraining. Tag für Tag wechseln Sie von einer der vier Muskelgruppe zur nächsten, an Tag 5 starten Sie wieder mit der Muskelgruppe von Tag 1.

SO SIEHT DER ÜBUNGSAUFBAU AUS

- *Beginnen Sie zum Beispiel mit 30- bis 60-Sekunden-Sequenzen, je nach Leistungsniveau. Testen Sie die Zeitspanne oder die Anzahl an Wiederholungen, die Ihnen gerade noch möglich sind. Stellen Sie sich eine Stoppuhr oder notieren Sie die Anzahl an möglichen Wiederholungen. Das ist dann Ihre vorläufige Trainingseinheit.*
- *Anschließend machen Sie eine ein- bis zweiminütige Pause.*
- *Dann wiederholen Sie die Trainingseinheit fünfmal.*
- *Achten Sie auf sauber ausgeführte Bewegungen bzw. korrekt gehaltene Übungen.*
- *Zum Aufwärmen machen Sie vorab zwei Aufwärmsätze von je 20 bis 30 Sekunden bzw. einer reduzierten Anzahl an Wiederholungen.*
- *Wichtig: Bei allen Übungen auf eine feste Körpermitte achten. Das bedeutet, den Bauchnabel nach innen und oben ziehen.*
- *Wenn Sie bei regelmäßiger Durchführung merken, dass Sie die Belastung steigern können, erhöhen Sie die Übungsdauer oder die Anzahl der Wiederholungen. Oder setzen Sie Gewichte ein – das müssen keine Hanteln sein, sondern das können auch 1,5-Liter-Wasserflaschen oder eine schwere Tasche sein, zum Beispiel bei den Übungen »Kniebeugen« oder »Beckenheben«.*

Achtung: Falls Sie unter einer instabilen Halswirbelsäule leiden (siehe *Seite 24*), sind die Übungen »Liegestütze« und »Planks« wegen der Beanspruchung des Trapezmuskels, der auch an den Halswirbeln ansetzt, gegebenenfalls nicht angeraten. Das gilt vor allem, wenn die Nackenpartie zum Beispiel durch zu viel Sitzen schon verspannt ist. Dann verzichten Sie besser auf diese beiden Übungen und machen stattdessen die Übungen für eine instabile Halswirbelsäule (siehe ab *Seite 103*).

Für Gesäß und Beine

Um die Muskeln in den Beinen und im Gesäß zu trainieren, sind keine Sportgeräte nötig. Kniebeugen sind auch für Sportanfänger eine gut durchführbare und sehr effektive Übung zum Muskelaufbau.

KNIEBEUGEN

1 Stehende Ausgangsposition, Beine schulterbreit, die Zehen zeigen mit leichter Auswärtsstellung auf 11 und 13 Uhr. **(1)**

2 Halten Sie die Arme waagerecht gestreckt vor dem Körper. Senken Sie das Gesäß mit geradem Rücken tiefer als auf Kniehöhe, verlagern Sie das Gewicht dabei weit nach hinten auf die Fersen. Sie sollten Ihre Zehen sehen können. Nacken lang. **(2)**

3 Kommen Sie wieder zurück in die stehende Ausgangsposition und wiederholen Sie die Kniebeuge. Blicken Sie während der gesamten Übung auf einen Punkt etwa zwei Meter vor Ihnen.

→ *Wiederholungen: siehe Seite 90.*

Tipp

Durch tief ausgeführte Kniebeugen wird die Po-Muskulatur mehr gefordert und der Nacken entlastet.

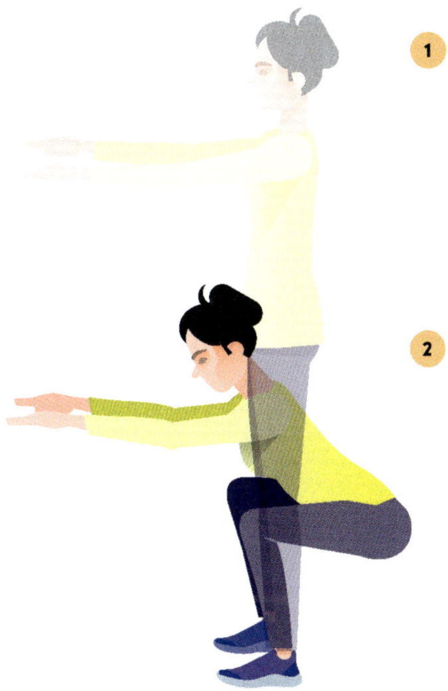

Für Bauch und Rumpf

Ein Unterarmstütz oder Plank ist, richtig ausgeführt, ein gutes Training für eine stabile Körpermitte. Wiederholungen wie auf Seite 90 beschrieben.

UNTERARMSTÜTZ/PLANK

1 Sie liegen bäuchlings. Ihre Ellbogen sind direkt unter den Schultern, die Füße sind über die Ballen am Boden verankert.

2 Rumpf anspannen, den Körper nach oben drücken, sodass er eine Gerade bildet. Nur die Ballen und Unterarme berühren den Boden. Hüften und Schultern müssen auf einer Linie sein, Schultern weg von den Ohren drücken, Nacken lang, auf den Boden vor sich schauen. Mit dem Becken nicht durchhängen. Beine gestreckt. Position halten. **(1)**

→ *Wiederholungen: siehe Seite 90.*

Steigerung

+ In der Bretthaltung den Körper vor- und zurückschieben.
+ Die Übung auf einem sogenannten Balance-Board ausführen.
+ Die Beine abwechselnd rechts und links zur Seite aufstellen.

Tipp zum Einstieg

Starten Sie gegebenenfalls mit erhöhter Armposition, zum Beispiel auf einer Bank.

1

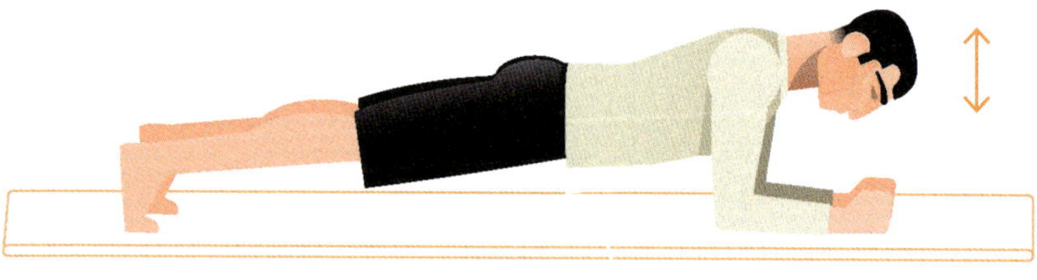

Für Arme und Brust

Liegestütze sind ein Klassiker unter den Fitnessübungen. Sie trainieren den Brust- und Armmuskelbereich, aber auch viele andere Muskeln – ca. 200 Muskeln sollen es sein.

LIEGESTÜTZ

1 Gehen Sie in den Vierfüßlerstand, Ihre Hände setzen Sie etwas breiter als schulterbreit. Die Fingerspitzen zeigen nach vorn. Stellen SIe dann einen Fuß nach dem anderen nach hinten.
Halten Sie die Spannung im ganzen Körper. Hände befinden sich auf Höhe der Brust. Nun langsam die Arme beugen, Ellbogen zeigen leicht schräg nach hinten und sind nah am Körper. Gehen Sie nur so tief, wie Sie die Spannung halten können, dann wieder nach oben drücken. **(1)**

→ *Wiederholungen: siehe Seite 90.*

Tipps zum Einstieg

**Starten Sie zum Einstieg mit aufgesetzten Knien. Achten Sie darauf, nicht ins Hohlkreuz zu fallen.
Oder Sie starten mit einer erhöhten Armposition, zum Beispiel auf einer Bank.**

1

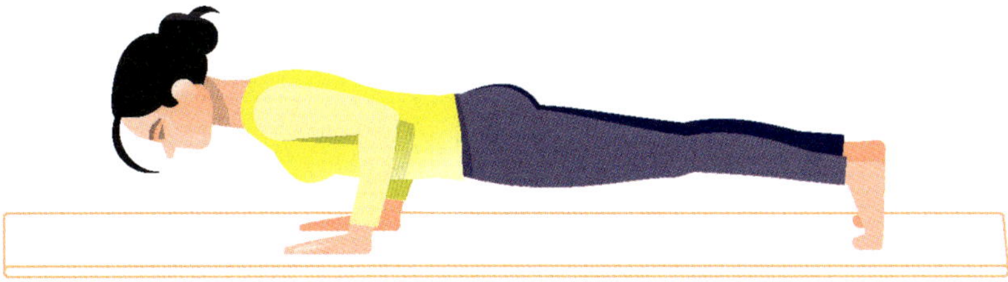

Für den Rücken

Mit dieser Übung trainieren Sie den langen Rückenstrecker- und Pomuskel. Das hilft, Rückenprobleme zu vermeiden, da trainierte Muskeln die Wirbelsäule unterstützen.

RÜCKENSTRECKEN IM LIEGEN

1 Sie liegen bäuchlings auf der Matte. Ihre Arme und Beine sind ausgestreckt, die Stirn liegt am Boden.
Dann heben Sie gleichzeitig den Kopf und die gestreckten Arme und Beine langsam und kontrolliert an. Der Kopf bleibt immer auf Höhe der Arme, Blick auf die Matte gerichtet, Nacken lang. Becken und unterer Rücken bleiben am Boden. **(1)**

2 Halten Sie diese Position 1 Minute, dann gehen Sie zurück in die Ausgangsposition.

→ *Wiederholungen: siehe Seite 90.*

Tipp

Heben Sie im Wechsel den rechten Arm und das linke Bein, dann den linken Arm und das rechte Bein. Dann üben Sie mit beiden Armen und Beinen in der Luft und machen schnelle Auf-und-Abbewegungen.

1

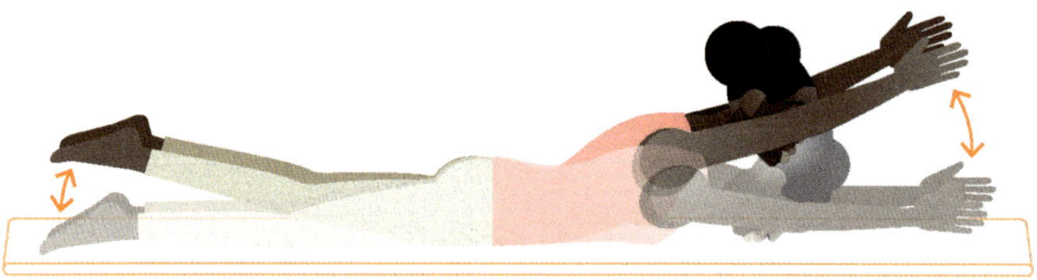

Diese Übung stärkt die gesamte Rumpfmuskulatur (und auch Beine und Po). Sie ist einfach, aber effektiv.

BECKENHEBEN

1 Sie liegen auf dem Rücken. Stellen Sie die Beine hüftbreit auf. Die Arme strecken Sie parallel neben dem Körper aus.
Nun heben Sie den Rücken und das Becken von der Matte ab, bis Rumpf, Hüften und Knie eine Linie bilden. Schultern, Arme, Füße und Kopf bleiben liegen. **(1)**

2 Halten Sie diese Position so lange, wie Sie können.

→ *Wiederholungen: siehe Seite 90.*

Tipp

Zur Intensivierung der Übung können Sie beim Anheben abwechselnd ein Bein nach vorn (2) oder zur Decke strecken. Oder Sie legen ein Gewicht auf den unteren Bauch, etwa eine schwerere Tasche (evtl. mit einem Kissen abpolstern). Bei Bedarf das Gewicht mit den Händen halten.

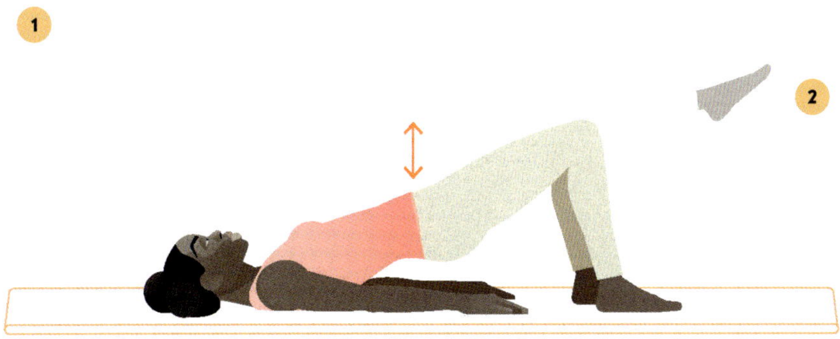

BENEFIT DER ÜBUNGEN

Vielleicht fürchten Sie, dass Sie es sich nicht leisten können, Zeit in Ihre Energie-Routine zu investieren – gerade wenn Ihnen die Zeit häufig davonläuft und Sie das Gefühl haben, sowieso nie fertig zu werden. Seien Sie beruhigt: Das regelmäßige Morgenritual wird Ihnen zu mehr Effizienz im Tagesablauf verhelfen. Sie machen die investierte Zeit locker durch mehr Elan und gute Laune wieder wett. Indem Sie sich gewinnbringend für Ihren Regenerationsprozess einsetzen, sparen Sie sogar Zeit: Sie werden keine »Powernaps« mehr benötigen und Energieabstürze im Lauf des Tages werden der Vergangenheit angehören. Ebenso Phasen mit Konzentrationsstörungen und Ineffizienz, die oft nur mit Kaffee – vorübergehend – zu retten sind.
So bleibt Ihnen sogar noch Zeit für bewegte Pausen und Sie tun sich damit sogar noch etwas Gutes: Laufen Sie einmal um den Tisch herum oder zu einem kurzen Step-Training ins Treppenhaus. Holen Sie sich jede Stunde ein Glas Wasser.

NOCH MEHR BEWEGUNG

Wenn Sie nicht vor einer Anschaffung zurückschrecken, empfehle ich zwei Trainingsgeräte, die zu Spaß an Bewegung verhelfen können: ein Trampolin, das sich auch als Sitzalternative etwa beim Fernsehen eignet, und ein Rudergerät – beides sehr effektive Trainingsformen.

Modul Frischluft: die tägliche Sauerstoffdusche

Dies ist das zweite Bewegungsmodul neben der Morgenroutine: Bewegen Sie sich täglich 30 Minuten an der frischen Luft. Dabei ist es egal, ob Sie spazieren gehen, Rad fahren oder Nachbars Hund ausführen. Keine Angst, Sie müssen nicht joggen! Tatsächlich konnte in einer Studie von 2013 am Lawrence Berkeley National Laboratory in Kalifornien an fast 50.000 Probanden bestätigt werden, dass zügiges Gehen beinahe genauso effektiv ist wie Joggen – insbesondere was den Herz-Kreislauf-Trainingseffekt und die Wirkung auf Cholesterin-Verbesserung und Diabetes-Risikosenkung betrifft.
Wenn Ihnen der Aufwand von 30 Minuten zunächst nicht umsetzbar erscheint, starten Sie mit 10 Minuten. Gegebenenfalls stellen Sie sich einfach ins Grüne, das ist auch schon besser als Sitzen (siehe ab *Seite 98*).

WALDBADEN

Shinrin-Yoku – »heilsames Waldbaden« – ist in Japan schon seit 30 Jahren als Therapieform anerkannt. Vor allem gestresste Großstädter profitieren von der Heilwirkung des Waldes. Dabei geht es explizit nicht um Leistung wie beim Joggen, sondern um einen aufmerksamen Aufenthalt in der Natur. Natürlich kann man sich die Effekte auch in Form von »Berg- und Wiesenbaden« zunutze machen.

Waldbaden als evaluiertes Konzept stößt inzwischen in Europa und auch in Deutschland auf gestiegenes Interesse, auch von Wissenschaftlern. So evaluiert die LMU München ein Waldbaden-Projekt in Bayern. Die Wirksamkeit wurde dokumentiert für eine Stärkung des Immunsystems durch beispielsweise Anstieg der sogenannten Killerzellen des Immunsystems und von Anti-Krebs-Proteinen.

Sich in der frischen Luft aufzuhalten und zu bewegen, war einmal selbstverständlich und im normalen Alltag erforderlich. Früher mussten wir uns bewegen, um Nahrung zu finden. Bis die Sonne unterging, dann war Ruhe angesagt: Hell und Dunkel rhythmisierten unseren Tag. Durch die Industrialisierung, die Erfindung des elektrischen Lichts und der diversen Beförderungsmöglichkeiten haben sich unsere Lebensbedingungen und -gewohnheiten allerdings evolutionsbiologisch in extrem kurzer Zeit sehr verändert. Heute verbringen wir die meiste Zeit sitzend in geschlossenen Räumen mit künstlichem Licht. Kein Wunder, dass sich durch die Veränderung dieser naturgegebenen Abläufe sogenannte Zivilisationskrankheiten wie Diabetes oder Herz-Kreislauf-Erkrankungen ausgebreitet haben. Gleichzeitig sagen uns Experten ebenso wie unser gesunder Menschenverstand, was zu tun ist, um wieder »artgerechter« zu leben.

So ist es auch wissenschaftlich nachweisbar, dass sich schon nach einer Woche mit moderatem Bewegungsprogramm das Wohlbefinden, die Herzratenvariabilität und die Schlafqualität verbessert, wie eine Studie an einer Innsbrucker Klinik 2022 zeigen konnte. Und eine englische Studie aus dem Jahr 2019 beweist, dass bereits zwei Stunden Aufenthalt an frischer Luft (in zwei 60-Minuten-Einheiten) pro Woche die Gesundheit fördert und das Wohlbefinden verbessert. Diese Effekte werden jedoch nur erreicht, wenn man sich mehr als eine Stunde pro Woche in der Natur aufhält. Die gesundheitsförderliche Wirkung von Bewegung an frischer Luft ist also sogar wissenschaftlich nachgewiesen, als Medikament wäre es die Superpille. Nutzen Sie diese Chance, bevor Sie Pillen gegen Bluthochdruck oder Diabetes schlucken sollen. Vielleicht holen Sie sich Ihre Frischluft-Einheit auf dem Weg zur Arbeit? Steigen Sie zum Beispiel eine Station früher oder später aus der Bahn aus und gehen Sie den Rest zu Fuß. Oder Sie fahren mit dem Rad zur Arbeit. Auch regelmäßiges Radfahren selbst mit geringer Intensität zeigt Wirkung, wie eine Studie an der Universität von Birmingham 2017 hinsichtlich Muskelaufbau und Verbesserung der Immunität belegen konnte. Höchste Zeit also, Ihre persönliche Frischluft-Einheit zu etablieren und den regenerierenden Effekt auf Körper und Stimmung zu genießen! Vielleicht gibt es ja in der Nähe Ihres Arbeitsplatzes einen Park. Dann könnten Sie dort mittags Ihre Frischluft-Einheit einschieben – möglicherweise inklusive Wald-Kick!

Wie Studien an der japanischen Universität Chiba bereits 2010 belegen konnten, stärkt eine Auszeit im Wald das Immunsystem und kann Blutdruck sowie Puls senken. Zudem senkt ein Aufenthalt im Wald den Dopamin- und Cortisolspiegel. Stress wird dadurch messbar vermindert, der Parasympathikus wird gestärkt und Depressionen bilden sich zurück. Das in der Waldluft vorkommende D-Limonen, das für den Nadelduft verantwortlich ist, reduziert belegbar Entzündungen in der Lunge. In Japan und Südkorea gibt es ausgewiesene Heilwälder und zertifizierte Waldwege, deren Nutzung die Anzahl von Immunzellen um ein bestimmtes Maß erhöht, was mit einer Blutabnahme vor und nach dem Rundgang dokumentiert wird (siehe Info *Seite 97*).

»Sitzen ist das neue Rauchen!«

An diesem Spruch ist viel Wahres dran, denn die meisten von uns sitzen viel zu viel und viel zu lange: Man frühstückt im Sitzen, fährt mit dem Auto zur Arbeit und aus der Tiefgarage mit dem Fahrstuhl ins Büro. Dann verbringt man den ganzen Tag auf dem Schreibtischstuhl. Abends führt derselbe Weg zurück nach Hause – und meist direkt vor den Fernseher auf die Couch. Das ist keine energiesteigernde Lebensform, sondern

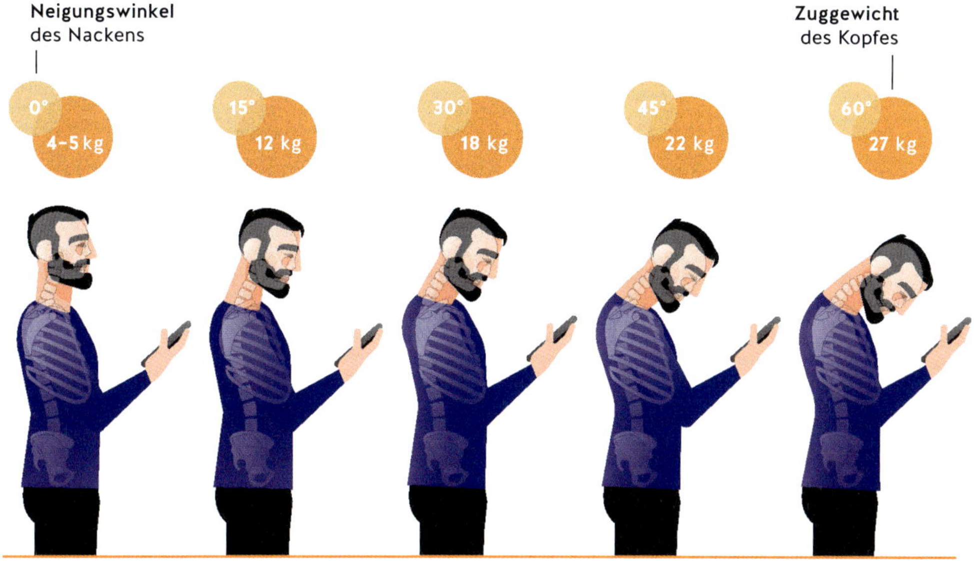
Neigungswinkel des Nackens
Zuggewicht des Kopfes
0°
4-5 kg
15°
12 kg
30°
18 kg
45°
22 kg
60°
27 kg

Hier ist gut zu erkennen, welchen Einfluss die nach vorn geneigte Kopfhaltung, ob sitzend am Schreibtisch oder beim Lesen von Handy- oder Tabletnachrichten, auf die Halswirbelsäule hat: Je weiter geneigt, desto stärker die Belastung auf die Wirbelsäule.

eine energieminimierende. Und wer schon erschöpft ist, sinkt verständlicherweise noch bereitwilliger auf eine Sitzgelegenheit.
Daten der Uni Madrid von 2020 zeigen, dass immer mehr Menschen in Europa länger als 4,5 Stunden am Tag sitzen. Für Deutschland betrifft das 50 Prozent der Frauen und 57 Prozent der Männer. Diese Zeitspanne gilt als Obergrenze, ab 4,5 Stunden Sitzen kann der Körper die gesundheitlichen Schäden am selben Tag nicht mehr kompensieren, selbst nicht durch Joggen. Noch dramatischer fiel eine Erhebung der Sport-Universität Köln im Jahr 2021 aus. Danach saßen die Deutschen im Durchschnitt 8,5 Stunden täglich – eine Stunde länger als 2018.
Dabei hatte schon 2009 eine vielbeachtete Studie aus Kanada den Schluss nahegelegt, dass Sitzen sogar noch gesundheitsschädlicher ist als Rauchen. Der Grund: Zu wenig Bewegung, so die Wissenschaftler, würde das Auftreten von Herz-Kreislauf-Erkrankungen,

Diabetes und Übergewicht verdoppeln bis verdreifachen. Zudem würde sich das »gute« HDL-Cholesterin durch zu langes Sitzen um bis zu 22 Prozent reduzieren, weil das Enzym Lipoproteinlipase vermindert wird. Eine Studie des Pennington Biomedical Research Center von 2006 zeigte sogar eine klare Korrelation zwischen der Sitzdauer und der allgemeinen Sterberate, unabhängig von Alter, Geschlecht, Rauchen oder Body-Mass-Index. Daher stufte die Weltgesundheitsorganisation WHO körperliche Inaktivität als viertgrößte vermeidbare Todesursache ein.

MIT AKTIVITÄT »OUTCOME« POSITIV BEEINFLUSSEN

Das Schlüsselwort ist »vermeidbar« – hier kann also etwas getan werden! Denn so erschreckend sich die Datenlage zur Inaktivität anhört, so riesig ist die daraus erwachsende Chance, die eigene Gesundheit aktiv und hocheffizient positiv beeinflussen zu können. Diese wesentliche Beeinflussbarkeit unserer Gesundheit durch unseren Lebensstil wird auch als Epigenetik bezeichnet und beschreibt die wunderbare Möglichkeit, unserem genetischen Code eben nicht hilflos ausgeliefert zu sein, sondern wesentlich darauf Einfluss nehmen zu können, im Guten wie im Schlechten.
Bevor Symptome oder auffällige Messwerte zur Diagnose einer Krankheit führen und dann zum Beispiel die Einnahme von Blutdrucksenkern empfohlen wird, geht eine lange Phase voraus, in der wir selbst wirksam werden können und aktiv unser »Outcome« – wie das in medizinischen Studien bezeichnet wird – positiv beeinflussen können.

Wie gelingt Ihnen das?

Ein guter Start wäre schon mal die »Sitzpause«. Stehen Sie so oft wie möglich aus Ihrer sitzenden Tätigkeit auf. Stehen ist besser als Sitzen. Die Wirbelsäule hat im Sitzen eine um 30 Prozent höhere Belastung im Vergleich zum Stehen.
Buchstäblich erschwerend kommt hinzu, dass durch die nach vorn geneigte Haltung im Sitzen der Kopf nach vorn geschoben ist. Das Problem: Für jede 2,5 Zentimeter, die wir unseren Kopf leicht nach vorne neigen, muss unsere Halswirbelsäule einen zusätzlichen Druck von etwa fünf Kilogramm aufnehmen (siehe Abbildung *Seite 99*). Das gleiche Problem entsteht auch durch den dauerhaften Blick aufs Handy, sodass schon bei Kindern Nackenprobleme entstehen.
Um dieser statischen Zusatzbelastung standzuhalten und den Kopf halten zu können, müssen sich Muskeln, Faszien, Sehnen und Bänder zwangsläufig an die ungünstige Haltung anpassen. So entstehen fixierte unphysiologische Belastungen der Weichteilstrukturen und auch der beteiligten knöchernen

Strukturen. Das Ergebnis sind Bewegungseinschränkungen, Faszienverklebungen und Muskelbeschwerden: die berühmte Dauerverspannung im Nackenbereich.
Darüber hinaus können durch die veränderten Druckverhältnisse auf die Wirbelkörper am Spalt zwischen den Wirbelkörpern und an den Austrittszonen der Rückenmarksnerven Einengungen entstehen. Die Bandscheiben können überlastet werden und die Nerven unter Druck geraten: Das kann man dann auf dem Röntgenbild respektive MR-Bild zu sehen bekommen.
So kann die ungünstige Sitzposition sogar zum Auftreten von neurologischen Schäden wie Bandscheibenvorfällen, Nervenschmerzen oder -lähmungen führen.
Und da unser Körper eine statische Einheit darstellt und über sogenannte Muskelketten und das Fasziensystem alles miteinander in Verbindung steht, finden sich Auswirkungen der Fehlhaltung auch über die Halswirbelsäule hinaus.

So kann es zur Entwicklung von folgenden Beschwerden kommen

~ *Minderdurchblutung, Übersäuerung, Schmerzen in dauerbelasteten Muskeln mit Ausstrahlung vom Nacken bis in Schultern oder Arme.*
~ *Lymphstau und Faszienverklebungen, die wesentlich zur Entstehung von Schmerzen beitragen.*
~ *Bewegungseinschränkungen in der HWS.*
~ *Durch Auswirkung über die sogenannten Muskelketten treten auch orthopädische Probleme im restlichen Wirbelsäulen- und im Extremitätenbereich auf.*
~ *Kopfschmerzen, Migräne, Tinnitus.*
~ *Auswirkung auf die Gelenkfunktionen vom Kiefergelenk bis hin zum Hüftgelenk.*
~ *Erschlaffung der Bauchmuskulatur.*
~ *Gegebenenfalls neurologische Probleme wie Bandscheibenvorfälle.*
~ *Durchblutungsstörungen der Beine.*

Verschaffen Sie sich durch einfache Maßnahmen so oft wie möglich Sitzpausen: Besorgen Sie sich ein Stehpult oder schlagen Sie vor, berufliche »Sitz«ungen in bewegte Besprechungen oder Steh-Konferenzen umzuwandeln. Auch im Homeoffice sind kurze Bewegungsphasen umsetzbar. Telefonieren zum Beispiel klappt auch im Stehen oder Gehen. Seien Sie einfallsreich! Sie werden bereits deutliche Auswirkungen auf Ihre Energie spüren, wenn Sie jede Stunde eine fünfminütige bewegte Sitzpause einschieben. Falls Sie sich mit der Umsetzung schwertun, stellen Sie sich einen Timer. Er erinnert Sie, Ihren Sitzmarathon jede halbe Stunde oder spätestens jede Stunde zu unterbrechen.
Noch ein machbarer Präventionsansatz: Bewegen Sie sich nach dem Essen zehn Minuten. Das senkt außerdem Ihr Diabetes-Risiko.

BEWEGUNG UND PSYCHE

Ein weiterer wesentlicher Benefit von Bewegung ist die stabilisierende Wirkung auf unsere Psyche. Schon lange gibt es unzählige Studien über die antidepressive Wirkung sportlicher Betätigung, die besser und zuverlässiger wirken kann als die Einnahme von Antidepressiva. Selbst Panikattacken lassen sich durch Bewegung günstig beeinflussen.
Man kennt im Ausdauersport das sogenannte Runner's High. Das ist eine Mischung aus euphorischem Glücksgefühl, einem Gefühl innerer Harmonie oder der Einheit mit sich und der Verbindung mit der Natur. Angstgefühle und Schmerzen sind aufgehoben. Man kann diesen Zustand auch als Flow bezeichnen. Lange Zeit galt die Ausschüttung von Endorphinen, körpereigenen Opioiden, als Ursache für das Phänomen. Mittlerweile weiß man, dass die Wirkung durch Endocannabinoide ausgelöst wird. Das sind Neurotransmitter, die an speziellen Rezeptoren im Körper wirken. Es sind die gleichen Rezeptoren, die durch Cannabis belegt werden. Man könnte sagen, dass es sich um Gute-Laune-Substanzen handelt, die mit dem Blut durch unseren Körper transportiert werden und Wohlbefinden auslösen. Und: die durch Bewegung ausgeschüttet werden!
Auch wenn ein Mini-Modul Ihnen noch nicht zum Vollbild des Runner's High verhelfen wird: Der Anfang ist entscheidend, dieser erste Schritt bringt Sie auf den richtigen Weg. Sie starten dann eben mit einem Mini-Runner's-High. Voraussichtlich wollen Sie bald mehr davon. Die Wahrscheinlichkeit, dass Sie sich bald zum nächsten Modul steigern wollen, ist hoch und beruht letztendlich auf genau diesen körpereigenen Regulationsmechanismen. Das Erfolgsrezept dazu heißt: Anfangen und kleinschrittig steigern!
Also: Hoch aus dem Sessel! Werden Sie aktiv und bewegen Sie sich – Ihrer Gesundheit zuliebe.

WAS KANN MAN GEGEN SCHÄDEN DURCH SITZEN TUN?

- *Als Erstes: Immer mal Sitzpausen einlegen (siehe oben).*
- *Meiden Sie Sitzgelegenheiten, die hinten tiefer sind als vorn.*
- *Um den Nackenverspannungen entgegenzuwirken, machen Sie immer mal wieder mit den Schultern große Kreise, 20-mal nach vorn, 4-mal nach hinten.*
- *Strecken Sie abwechselnd die Arme nach oben zur Decke.*
- *Korrigieren Sie immer mal aktiv die Haltung: Nacken lang und Schulterblätter nach hinten unten schieben.*
- *Regelmäßiges Stretching (siehe die folgenden Übungen)*
- *Ebenfalls sehr hilfreich: Ashta Karana in Pausen (siehe Seite 84).*

Vier Übungen bei instabiler HWS

Wenn Sie unter Beschwerden der Halswirbelsäule (HWS) leiden, kann das Auswirkungen auf die Mitochondrien und damit Ihre Energie haben (siehe ab *Seite 45*). Ist bei Ihnen eine instabile Halswirbelsäule diagnostiziert worden, sollten Sie vorsichtig sein mit der Mobilisation der Halswirbel. Dann sind folgende Übungen empfehlenswert.

ÜBUNG 1: MIT DEM KOPF GEGEN DIE HAND DRÜCKEN

1 Setzen Sie sich aufrecht auf einen Stuhl. Halten Sie während der Übungen den Hals lang und ziehen Sie das Kinn leicht Richtung Kehlkopf.

2 Legen Sie die rechte Hand an die rechte Schläfe und drücken 4 bis 5 Sekunden lang kräftig mit dem Kopf gegen die Hand. Dann wiederholen Sie die Übung mit der linken Hand an der linken Schläfe. **(1)**

3 Legen Sie beide Hände an die Stirn und drücken wieder 4 bis 5 Sekunden lang kräftig mit dem Kopf gegen die Hände. Dann wiederholen Sie die Übung mit den Händen unteren am Hinterkopf. **(2)**

→ *Wiederholen Sie jeden Step 6- bis 7-mal.*

Wirkung

+ Diese Übung kräftigt Ihre Halsmuskeln.

1

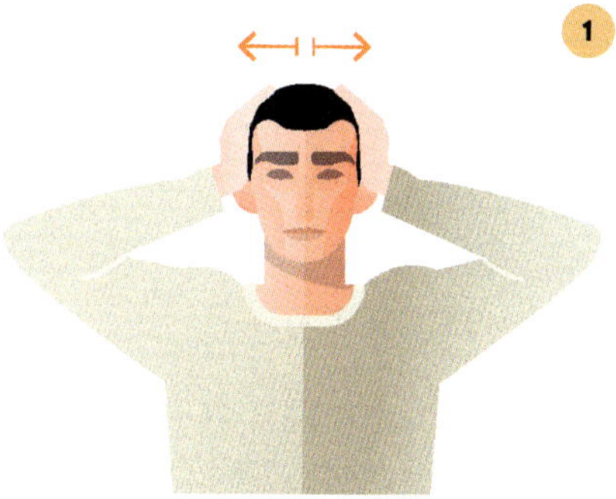

2

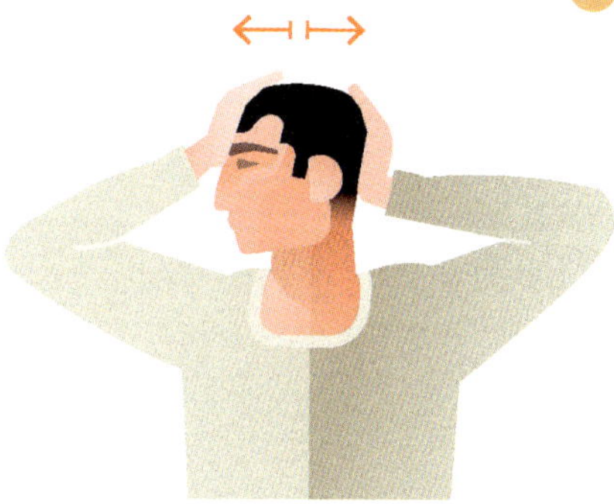

ÜBUNG 2: LIEGENDE ACHT

1. Beschreiben Sie mit Ihrem Kopf eine Bewegung wie eine liegende Acht. Stellen Sie sich dabei vor, dass Ihre Nasenspitze der Knotenpunkt der Acht ist.
2. Beginnen Sie in eine Richtung, nach 10 Durchläufen wechseln Sie die Richtung.

→ *Wiederholung: 10-mal in jede Richtung. Führen Sie diese Übung mehrmals am Tag aus.*

Wirkung

+ Diese Übung bringt die beiden oberen Halswirbel wieder in eine bessere Position übereinander.

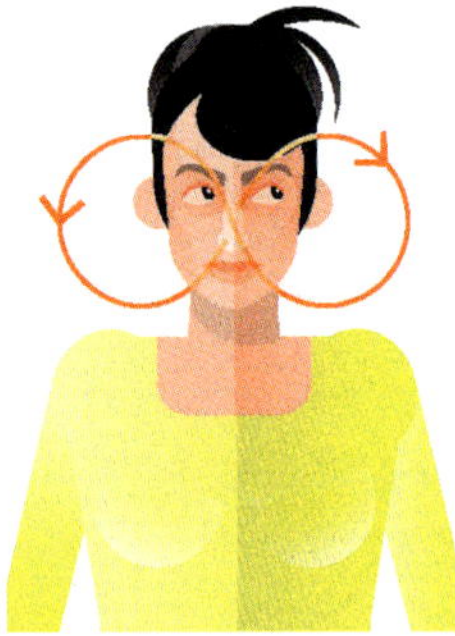

ÜBUNG 3: LANGER HALS

1. Sie sitzen entspannt auf einem Hocker. Drücken Sie Ihre Brust raus und das Kinn Richtung Kehlkopf.
2. Strecken Sie nun den Nacken lang nach oben. **(1)**
3. Halten Sie die Streckung 4 bis 5 Sekunden lang.
4. Achtung: Die Dehnung muss am hinteren oberen Nacken zu spüren sein, nicht zwischen den Schulterblättern.

→ *Wiederholung: 6- bis 8-mal*

Wirkung

+ Diese Übung mobilisiert die obere Halswirbelsäule, schafft mehr Raum und verbessert möglicherweise bestehende Kompressionssymptome.

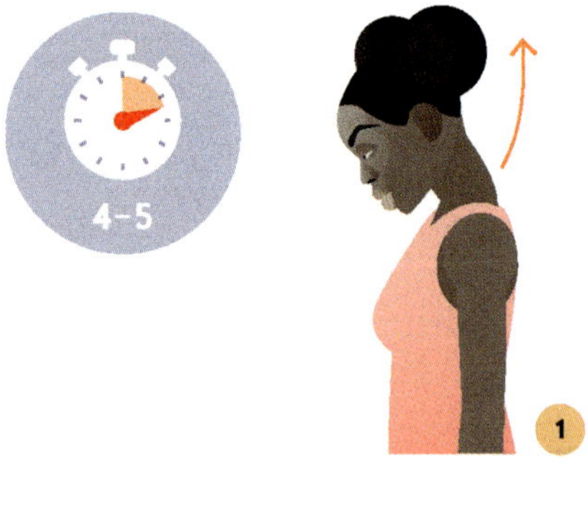

ÜBUNG 4: BEWEGLICHER NACKEN

1 Sie sitzen entspannt auf einem Stuhl und schauen geradeaus.
Drehen Sie den Kopf zu einer Seite, Kinn waagerecht, und machen leichte Nickbewegungen. **(1)**

2 Wiederholen Sie die Übung, ebenfalls mit waagerechtem Kinn, zur Gegenseite.

3 Drehen Sie Ihren Kopf wieder in die Ausgangsstellung und senken Sie nun Ihr Kinn Richtung Kehlkopf. Nacken lang machen.

4 Drehen Sie Ihren Kopf zu einer Seite und machen leichte Nickbewegungen. **(2)**

5 Wiederholen Sie die Übung zur anderen Seite.

→ *Wiederholung: den gesamten Durchgang 3-mal.*

Wirkung

+ Diese Übung stellt die Beweglichkeit des Nackens wieder her.

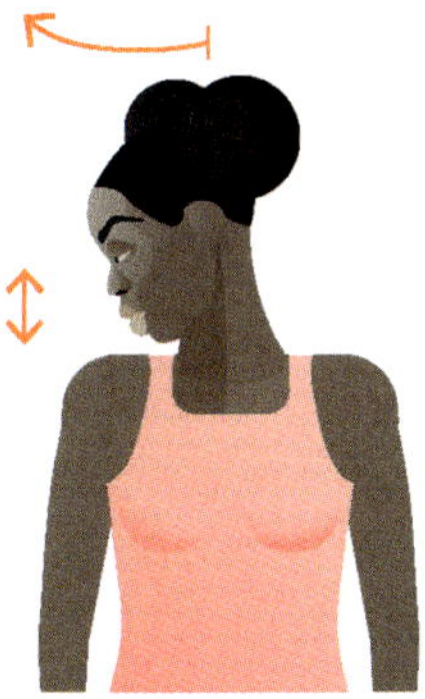

1

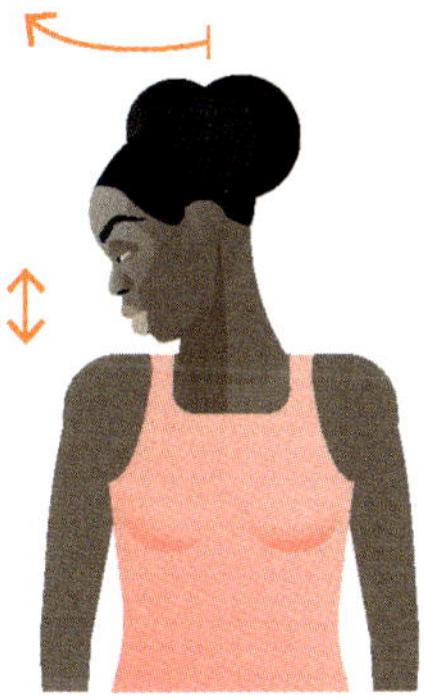

2

Wohltuende Stretching-Übungen

Damit gleichen Sie Folgeerscheinungen von zu langem Sitzen aus. Die Dehnung darf spürbar sein, auf einer (Schmerz-)Skala von 0 bis 10 sanft bis auf 8 steigern. Ruhig einatmen, Position halten, während der Ausatmung tiefer in die Übung gehen, bis der Dehnungsschmerz in der betroffenen Muskulatur nachlässt.

ÜBUNG 1: DEHNEN DER BETEILIGTEN HALSWIRBELSÄULEN-STRUKTUREN

1 Setzen Sie sich auf einen Stuhl und lehnen Sie sich mit geradem Rücken an die Stuhllehne.

2 Nehmen Sie beide Hände von vorn über den Kopf, greifen an den Oberkopf und dehnen die Halswirbelsäule sanft nach vorn-unten in Zugrichtung der Arme. Kinn zum Kehlkopf. Halten Sie diese Position 20 bis 30 Sekunden. **(1)**

3 Dann geben Sie leichten aktiven Gegendruck mit dem Kopf gegen die Hände, halten diesen Druck für einige Sekunden und lösen dann sanft die Dehnung auf.

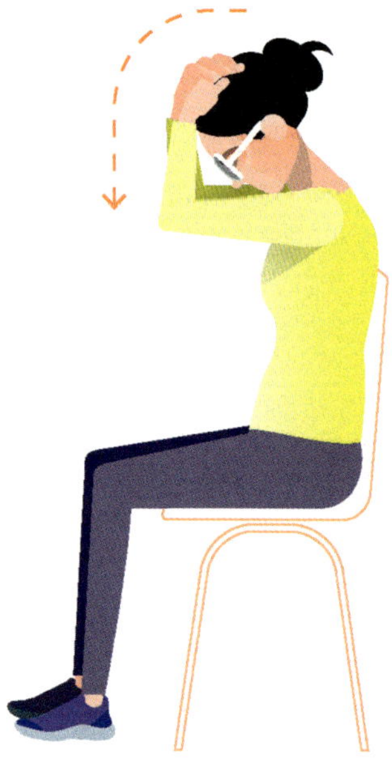

1

ÜBUNG 2: DEHNEN DER BRUSTMUSKULATUR

1 Stellen Sie sich in eine Zimmerecke mit dem Gesicht zur Ecke. Strecken Sie die Arme waagerecht zur Seite aus, die Handflächen drücken gegen die Wand. Die Beine stehen in leichter Schrittstellung, Becken nicht kippen. Kinn in Richtung Brust. Drücken Sie den Oberkörper leicht in Richtung Zimmerecke. Halten Sie diese Position 20 bis 30 Sekunden. **(1)**

2 Wiederholen Sie diese Übung auch mit angewinkelten Armen. Halten Sie auch diese Position 20 bis 30 Sekunden.

3 Dann geben Sie leichten aktiven Gegendruck mit den Armen in die Dehnung, halten diesen für einige Sekunden und lösen dann sanft die Dehnung auf.

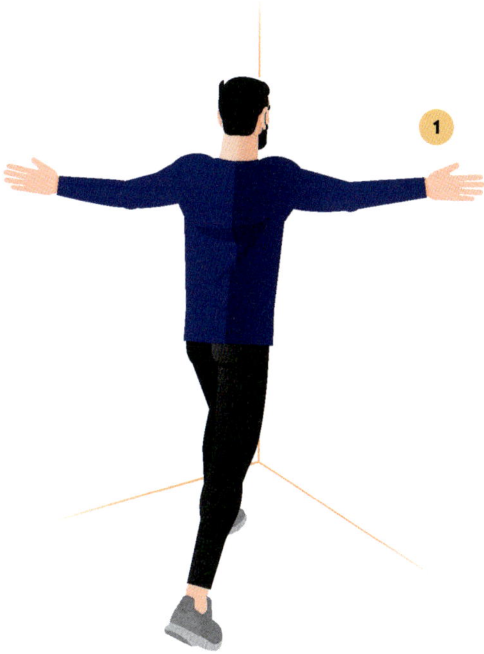

Detox – den Körper entgiften

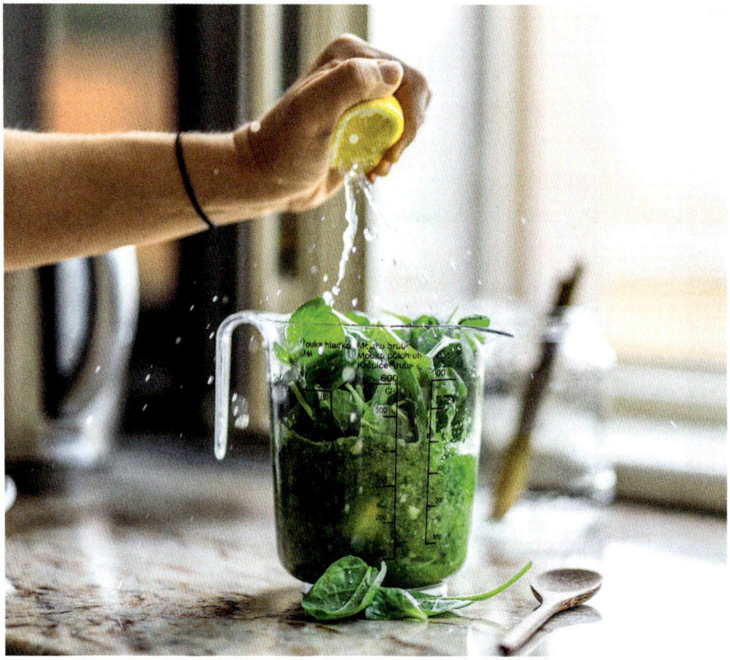

Der englische Begriff »Detox« ist seit einigen Jahren auch im deutschsprachigen Raum in aller Munde. Überall begegnen uns unzählige Angebote an Detox-Produkten, wie Tees, Pulver oder Kapseln. Sie alle versprechen, uns beim Entgiften zu unterstützen. Die kommerzielle Omnipräsenz von »Detox« in den Medien, auf Internetseiten, in Drogeriemärkten und an vielen anderen Orten mag den einen oder anderen skeptisch gegenüber dem Thema Detox stimmen. Ist das alles nur ein Hype?

Warum Entgiften wichtig ist

Detox, abgeleitet von dem englischen Wort detoxification, bedeutet Entgiftung (auch Biotransformation) und ist eine der vier Energiesäulen. Entgiftung ist ein täglich in unserem Körper ablaufender Vorgang. Dabei werden im körpereigenen Stoffwechsel entstehende Stoffe wie zum Beispiel Ammoniak und Milchsäure entgiftet, das heißt abgebaut und im Wesentlichen über die Galle in den Darm oder über die Nieren in den Urin ausgeschieden. Außerdem entstehen auch im Rahmen von immunologischen Prozessen, sprich bei der Abwehr von Krankheitserregern, Stoffe, die entgiftet werden müssen. Auch Stoffe, die im Rahmen eines durchlässigen Darms (Leaky Gut, siehe *Seite 28*) in den Körper gelangen oder die durch eine Darmfehlbesiedelung entstehen, müssen verarbeitet und ausgeschieden werden.

Funktionieren alle diese Stoffwechselprozesse ausgewogen, spricht man von einem gesunden Zellmilieu-System. Dieses ist Voraussetzung für Gesundheit.

Allerdings werden unsere Entgiftungsvorgänge häufig chronisch durch Infektionen, Medikamente und Genussgifte wie Alkohol überlastet und durch Stress gehemmt. So können sich eine Übersäuerung des Systems und eine sogenannte schleichende Vergiftung einstellen – damit ist die Basis für die Entwicklung von Krankheiten gelegt.

Zusätzlich kommen noch die von außen zugeführten Schad- und Giftstoffe ins Spiel. Diesen sind wir in einer ständig zunehmenden Menge ausgesetzt.

In einer Studie von 2022 der Universität von Stockholm und der Eidgenössischen Technischen Hochschule (ETH) Zürich sprechen die Forschenden von einer Verfünfzigfachung der seit 1950 zugelassenen Chemikalien. Heute sind es zirka 35 0000, bis 2050 rechnet man mit einer Verdreifachung dieser Zahl. Dabei würden jedes Jahr mehr neue Stoffe erfunden als getestet werden können. Das größte Problem sei Plastik, zusammen mit den Hunderttausenden Pestiziden, Antibiotika, Hilfs- und Werkstoffen. Letztere finden sich in Kaffeebechern, Outdoorbekleidung oder Feuerlöschschaum.

Nicht alle Stoffe sind giftig, es gibt harmlose wie Aromastoffe, manche sind unzerstörbar, als ewige Chemikalien bezeichnet, wie die Fluorchemikalie PFOA.

Das heißt, dass wir Schadstoffen täglich ausgesetzt sind und vielen gar nicht ausweichen

können. Wir können aber versuchen, die Aufnahme dieser gesundheitsschädlichen Fremdstoffe, für die unser Stoffwechsel keine Abbaumöglichkeiten hat, gezielt zu vermeiden und unsere Belastung durch Unterstützung der Entgiftungswege zu reduzieren.
Und so wie die Weltgesundheitsorganisation WHO den Stress als Hauptrisikofaktor für unsere Gesundheit im 21. Jahrhundert ausgerufen hat, so müssen wir auch mit der Belastung durch Schad- und Giftstoffe bis auf Weiteres leider leben.
Aus medizinischer Sicht gilt es, uns möglichst widerstandsfähig zu halten gegenüber den aktuellen Herausforderungen für unsere Gesundheit – oder anders ausgedrückt: Es gilt, eine Erschöpfung unserer Energie zu vermeiden. Neben den hierfür wirksamen Maßnahmen aus den vorangegangenen Kapiteln werfen wir im Folgenden einen Blick auf die Wirkung von Detox – die Entgiftung.

KOLLEKTIV HANDELN

Leider betrifft die Toxin-Problematik nicht nur das kleine ökologische System Mensch. Unser gesamtes Ökosystem reichert sich mehr und mehr mit Giften an. Das heißt, unser Antrieb sollte auch im kollektiven Interesse sein, die Welt so giftfrei wie möglich zu machen. Dazu ist jegliches ökologische Engagement zur Regeneration des globalen Systems unserer Erde dringend nötig. Denn da unterscheidet sich die Situation des Einzelnen gar nicht so wesentlich von der des großen Ganzen. So wie sich immer mehr Menschen in der Erschöpfung befinden, so erschöpft sich auch unser globales Ökosystem: Es gerät durch menschliche Einflussnahme an immer mehr Stellen aus der Balance.

SO GELANGEN DIE GIFTSTOFFE IN UNSEREN KÖRPER

- *Über die Nahrung, zum Beispiel in Form von Farbstoffen, Aromen, Konservierungsmitteln, Süßungsmitteln und anderen chemischen Zusatzstoffen.*
- *Über das Trinkwasser, zum Beispiel durch Rückstände von Antibiotika.*
- *Über Umweltgifte wie Abgase durch Verkehr und Industrie, Feinstaub und Rauch.*
- *Über Umweltgifte in der Nahrungskette aus Verklappung von Giftmüll (also die Entsorgung von Abfällen in Gewässern).*

- *Über Kunststoffe, Plastikverpackungen und Kochgeschirr in Form von Weichmachern, Mikropartikeln und Chemikalien.*
- *Über die Landwirtschaft durch Schadstoffe wie Pestizide, Herbizide und Kunstdünger.*
- *Durch Verzehr von Fisch, der Quecksilber und polychlorierte Biphenyle (PCB) enthält. – Achtung: Die Schadstoffe reichern sich in der Nahrungskette an.*
- *Über Kleidung, Kosmetik, Reinigungsmittel in Form von synthetischen Duftstoffen, Konservierungsstoffen und Bleichmitteln.*
- *Durch Wohnraumgifte aus Dämmstoffen, Bodenbelägen, Textilien.*
- *Durch Impfungen und Zahnfüllungen in Form von Schwermetallen und Chemikalien (zum Beispiel Quecksilber, Substanzen aus Klebern).*
- *Über Medikamente und deren Zusatzstoffe, zum Beispiel Titandioxid (E171).*
- *Über Nikotin.*
- *Schadstoffe können auch im Körper aus allergischen Prozessen und chronischen Infektionen entstehen (Epstein-Barr-Virus, Nasennebenhöhlenentzündung), außerdem durch Nahrungsmittelsensitivitäten vom Spättyp (die Symptome treten Stunden bis Tage nach der Nahrungsaufnahme auf), zum Beispiel auf Weizen, Eier, Soja und Milchprodukte.*
- *Außerdem: durch Blockierung der natürlichen Entgiftungskapazitäten durch Alkohol, Kaffee, Medikamente.*

WELCHE FOLGEN HABEN DIE GIFTSTOFFE IM KÖRPER?

Schadstoffe blockieren die Energie: Es gibt körperfremde Stoffe, die den Energiestoffwechsel direkt hemmen, da sie die Entgiftungsenzyme blockieren. Andere schädliche Stoffe wirken als sogenannte endokrine Disruptoren, das bedeutet, dass sie immunologische und hormonelle Abläufe unterbrechen und damit stören. Wie bereits ab *Seite 45* dargestellt, ist ein gut reguliertes Hormon- und Immunsystem unabdingbar für unsere Gesundheit im guten Energiezustand. Treten im Hormon- und/oder Immunsystem Störungen auf, beeinträchtigt das die anfälligen Zwischenschritte der Energieproduktion in den Mitochondrien. Auch nehmen die Mitochondrien und umliegende Strukturen Schaden, wenn sie durch zu viele freie Radikale unter Beschuss geraten. Die Mitochondrien sind das zentrale Element der Energieversorgung. Man kann es sich gewissermaßen nicht leisten, dauerhaft mitochondrienschädigend zu leben. Wenn Sie aber die Zusammenhänge zwischen Schadstoffwirkung und Energieproduktion kennen und verstehen, dann können Sie sie bewusster vermeiden und einem Energieverlust durch Toxine vorbeugen.

Zeichen einer überlasteten Entgiftungssituation

- *Erschöpfung, Abgeschlagenheit*
- *Antriebslosigkeit, auch emotionale Ausbrüche*

- *Wiederkehrende Kopfschmerzen, gegebenenfalls Migräne*
- *Juckreiz, Hautprobleme*
- *Parodontose*
- *Übelkeit, Verstopfung*
- *Brechreiz*
- *Metallischer Geschmack*
- *Bauchfett*

Schadstoffeinlagerung als Folge eines Energiedefizits: Ist das Energiesystem erschöpft, kann der Körper im Umkehrschluss Toxine nicht mehr adäquat ausscheiden. In einer Art Notlösung geht er dann dazu über, diese Stoffe in Depots wie Bauchfett, aber auch in Knochen und im Gehirn abzulagern. Dieser Vorgang wird unter anderem in Zusammenhang gebracht mit der Entwicklung von Autoimmunerkrankungen bzw. neurodegenerativen Erkrankungen wie Parkinson sowie mit Krebs. Diese »Sonderlager-Lösung« gilt es natürlich zu verhindern. Wenn Sie die Informationen und Tipps aus den vorherigen Kapiteln umsetzen, haben Sie dazu schon gute Vorarbeit geleistet.

Wie werden wir die Schadstoffe wieder los?

Hier kommt Detox ins Spiel. Denn das bewusste Entgiften, richtig angewandt, wirkt. Es hilft Ihnen, Ihre Energie zu stabilisieren. Wie das geht, erfahren Sie in diesem Kapitel. Und gleich vorweg die gute Nachricht: Wenn Sie die Tipps zu den drei anderen Energiesäulen optimierte Nährstoffzufuhr und -aufnahme, Bewegung und Stressreduktion befolgen, haben Sie bereits eine wichtige Basis geschaffen. Darauf aufbauend können Sie nun natürlich und effektiv entgiften.

Giftstoffe gelangen auf verschiedenen Wegen wieder aus dem Körper: über Leber, Darm, Nieren, Haut und Lunge. Deshalb ist eine Unterstützung der Ausscheidungsvorgänge sehr angebracht. Eine Sonderstellung kommt der Leber zu. Sie kann Stoffe, die schädlich für den Körper sind, in einen Zustand bringen, in dem sie über Galle oder Urin ausgeschieden werden können.

DIE LEBER – ZENTRALES ENTGIFTUNGSORGAN

Die Leber entgiftet, vereinfacht erklärt, durch zwei biochemische Umbauphasen.

Phase 1: Im ersten Schritt wandelt die Leber Giftstoffe um, wofür unter anderem B-Vitamine nötig sind. Hierbei können vorübergehend Stoffe entstehen, die giftiger sind als die Ausgangsstoffe. Deswegen wird diese Phase auch als »Giftung« bezeichnet.

Phase 2: In der zweiten Entgiftungsphase werden die aufbereiteten Stoffe dann in eine wasserlösliche Form überführt und über die Galle oder die Nieren ausgeschieden. Für diese Aufgabe muss unter anderem eine ausreichende Versorgung mit Aminosäuren gewährleistet sein.

Entgiften verbraucht Energie

Die möglichst geringe Aufnahme von Schadstoffen ist im Rahmen eines Energieregenerationsprogramms besonders wichtig, weil Entgiften den Körper viel Energie kosten kann. Das ist besonders dann der Fall, wenn die Leber aufgrund einer ungünstigen Lebensweise permanent größere Mengen an Schadstoffen umwandeln und abbauen muss. Zu der »ungünstigen Lebensweise« zählen zum Beispiel ein Übermaß an Transfetten, an Nahrungsmitteln tierischen Ursprungs und belastenden Stoffen aus industriellen Fertigungsprozessen, ein zu hoher Alkohol- und/oder Kaffeekonsum sowie gegebenenfalls die Einnahme von Medikamenten. Und das sind nur die Schadstoffe, die wir aufgrund einer ungesunden Ernährung zu uns nehmen (auch wenn Medikamente natürlich in diesem Sinn keine Ernährung sind). Weitere Quellen der Schadstoffbelastung finden Sie auf *Seite 110*.

Tipp

Der Zustand unserer Leber entscheidet darüber, ob Gifte ausgeschieden oder in Depots abgelagert werden. Das heißt: Wenn die Entgiftungskapazitäten überschritten sind, gelangen die Toxine ins Bauchfett als Zwischenlager, es entsteht der »Fettring«. Hier wird Leberüberlastung sichtbar.

Die Leber unterstützen

Ernährung: Damit Sie über die Ernährung so wenig Schadstoffe wie möglich aufnehmen und die bereits aufgenommenen so gut wie möglich entsorgen können, sollten Sie die Empfehlungen ab *Seite 122* umsetzen: viele Vitalstoffe, möglichst schadstofffreie Nahrung ohne Zusatzstoffe (also frische Nahrungsmittel in Bioqualität). Nach dem Motto: Alles, was erst gar nicht reinkommt, muss auch nicht entsorgt werden.
Außerdem versorgen wir so den Körper mit den nötigen Mineralstoffen, Vitaminen und Proteinen, die er für den Entgiftungsprozess benötigt (siehe *Seite 112*). Und dann sind noch Ballaststoffe nötig. Zu deren Funktion erfahren Sie Näheres auf *Seite 117*. Letztendlich geht es um die Balance zwischen der Anzahl der zu entgiftenden Stoffe und der Entgiftungskapazität.
Bewegung: Sie dürfen sich freuen, denn auch mit einer regelmäßigen Bewegungsroutine etablieren Sie schon einen wesentlichen Beitrag zum Entgiftungsstoffwechsel. Durch Bewegung unterstützen und trainieren Sie Ihr Kreislaufsystem und bringen das

Lymphsystem in Schwung. Das Lymphsystem, das im engen Zusammenhang mit dem Herz-Kreislauf-System steht, transportiert Fremdpartikel ab, unter anderem Schadstoffe. Ist die Zirkulation in den Transportwegen des Körpers gestaut, leidet auch die Entgiftung und es können Schwellungen und Durchblutungsprobleme sowie diffuse Schmerzen auftreten.

Mindset: Und auch mit der Umsetzung der Anregungen im Mindset-Kapitel unterstützen Sie bereits den Entgiftungsprozess, indem Sie Ihr autonomes Nervensystem regulieren. Ihr System ist weniger strapaziert, der Körper besser mit Sauerstoff versorgt und so kann er sich eher den Entgiftungsprozessen zuwenden.

Der Begriff »rest and digest«, der im Englischen für die Nervus-vagus-Wirkungen des parasympathischen Systems steht, beschreibt das bildlich: Ausruhen und Verdauen. Nicht Stress oder Panik, kein Fluchtmodus oder ge-

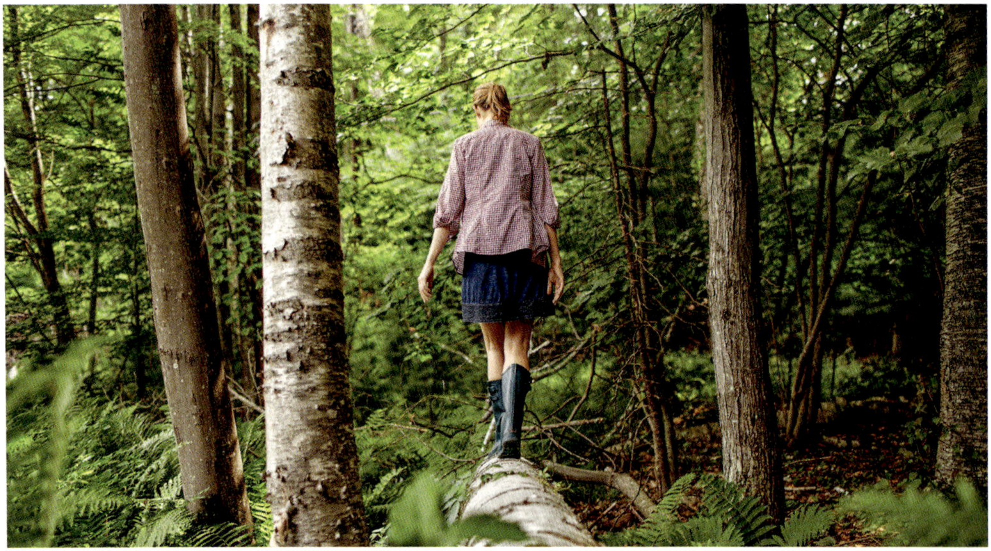

Den Entgiftungsprozess können Sie unterstützen, indem Sie sich so oft wie möglich in der freien Natur, am besten im Wald aufhalten. Dadurch versorgen Sie Ihren Körper nicht nur mit Sauerstoff, sondern ein Spaziergang wirkt auch beruhigend auf das Nervus-vagus-System.

sundheitlicher Notbetrieb, sondern tiefe, ruhige Atmung. Sie fördert zudem das Abatmen von flüchtigen Stoffen über die Lunge – auch das trägt zur Entgiftung bei.

Nicht-alkoholische Fettleber

Wie wir noch beim Thema Fruktose sehen werden (siehe *Seite 130*), setzen unserem Körper nicht nur Schadstoffe, sondern auch ungute Ernährungsgewohnheiten zu. War die Fettleber vor nicht allzu langer Zeit noch eine Diagnose, die Alkoholiker betraf, sehen wir heute eine kontinuierliche Zunahme auch bei Kindern. Die neue Krankheitsbezeichnung »nicht-alkoholische Fettleber« (NAFL) wurde kreiert, um dem um sich greifenden Phänomen einen Namen zu geben. Laut Auszug aus der Presseinformation der deutschen Leberstiftung vom März 2022 hat sich »die Häufigkeit von Zirrhosen (= krankhafte Vermehrung der bindegewebigen Anteile eines Organs), die durch eine NAFL bedingt sind, von 2005 bis 2018 vervierfacht«. Und in der Presseinformation der deutschen Leberstiftung vom 7. Juni 2022 steht: »Laut Global Liver Institute sind von NAFL mehr als 115 Millionen Menschen auf der ganzen Welt betroffen. Experten gehen davon aus, dass sich die Zahl bis 2030 verdoppeln wird, und sprechen von einer versteckten Epidemie. Auch in Deutschland erkranken immer mehr Erwachsene und Kinder«.

Die Ursache für eine NAFL liegt in den meisten Fällen in den westlichen Ernährungsgewohnheiten, also in zu vielen leeren Kohlenhydraten, Fruktose und Transfetten. Der häufige Verzehr von Fertigprodukten in Kombination mit wenig Bewegung ist schon fast eine »Garantie« für die Entstehung einer NAFL. Darüber hinaus begünstigen sich eine Fettleber und ein Diabetes mellitus (Blutzuckerkrankheit) gegenseitig. Bei Vorliegen beider Erkrankungen steigt das Risiko unter anderem für kardiovaskuläre (= Herz und Gefäße betreffende) Erkrankungen und Tumorerkrankungen nochmals sehr stark an. Übrigens: Studien zeigen, dass Probiotika (siehe *Seite 116*) das Risiko einer Fettleberentstehung reduzieren.

Kein Bock auf Detoxen?

Es ist eventuell nicht jeder bereit, sich dem Thema »Entgiftung« zu stellen. Manch einem bleibt »Detox« einfach suspekt. Dann empfehle ich, sich den Ansätzen und Kapiteln zuzuwenden, die Sie mehr ansprechen: Ernährung, Bewegung oder Mindset. Wenn Sie Tipps hieraus befolgen, werden Sie schon eine wesentliche Entlastung des Körpers von »fälschlicherweise festsitzenden Stoffen« erreichen, um einmal die Überschrift des Kapitels zu vermeiden und Menschen mit Zweifeln zu dem Thema nicht zu vertreiben. Bei vielen braucht es gegebenenfalls zunächst ei-

nen Vorlauf, eine Phase, in der sich die Zuwendung zur eigenen Gesundheit noch etwas etablieren kann. Sie werden auch ohne »Detox« bereits positive Energieeffekte und eine gesteigerte Entgiftungsleistung aus den anderen umgesetzten Schritten erleben. Ein anderer fühlt sich vielleicht überfordert, nun auch noch grüne Smoothies trinken zu müssen. Dann suchen Sie sich ein anderes kleines Modul aus dem Detox-Kapitel aus.
Und wer nach Lesen der verschiedenen Kapitel nun den Eindruck hat, bisher ungesund gelebt zu haben, für den habe ich eine gute Nachricht: Wenn Sie die bis hierhin geschilderten Ansätze umsetzen, werden Sie einen größeren Effekt verspüren als Menschen, die ohnehin schon auf eine gesunde Ernährung und auf ausreichend Bewegung achten. Doch selbst bei der Gruppe der Gesundheitsbewussten finden sich oft noch Bio-Hacking-fähige Überzeugungen oder Angewohnheiten, die nicht gerade zur Energiesteigerung beitragen. So kann jeder auf seine Weise vom 4-Wochen-Programm profitieren.

Den Darm unterstützen mit Prä- und Probiotika

Zur Entlastung der Leber muss auch der Darm in Ordnung sein. Ist das nicht der Fall, werden der Leber über die Pfortader im Darm entstandene, sogenannte endogene Schadstoffe zugeleitet: sozusagen selbst produzierte Schadstoffe durch Fehlverdauung. Deshalb gehört zum Detoxen auch immer die Darmsanierung unter anderem mit Prä- und Probiotika.
Präbiotika: Darunter versteht man sozusagen das Futter für die Darmbakterien. Als präbiotische Maßnahme dienen vor allem lösliche Ballaststoffe, die reichlich enthalten sind in Gemüsen, Obst oder Nüssen. Als sehr effektive und einfach umsetzbare Zufuhr rate ich Ihnen zu dem Energie-plus-Ballaststoffmix (siehe Info *Seite 117*).
Die vermehrte Zufuhr von Ballaststoffen kann nicht hoch genug eingeschätzt werden. Sie wird in Zusammenhang gebracht mit der Reduktion von Darm-assoziierten Erkrankungen wie Divertikulose und Darmkrebs, aber auch mit der Reduktion von Herz-Kreislauf-Erkrankungen.
Probiotika: Eine probiotische Maßnahme ist die Zufuhr von Nahrungsmitteln, die darmförderliche lebende Mikroorganismen enthalten, wie milchsauer vergorenes Gemüse (zum Beispiel Sauerkraut, Kimchi, Essiggurken), Brottrunk oder auch Kombucha. Integrieren Sie diese Lebensmittel in Ihren täglichen Speiseplan.
Je nach Ausgangslage, entweder bei Vorliegen einer Darm-assoziierten Erkrankung oder gezielt zum Ausgleich fehlender Bakterienpopulationen nach einer Stuhluntersu-

chung, können Sie auch hochdosierte Bakterienpräparate in Kapsel- oder Pulverform einnehmen, die Ihnen Ihre Ärztin/Ihr Arzt verschreibt.
Starten Sie immer mit den Präbiotika und ergänzen Sie nach drei bis vier Wochen die Probiotika. Die Präbiotika tragen zu einer Verbesserung der Verdauung bei, die meist bereits nach wenigen Tagen spürbar ist. Gleichzeitig erzielen Sie einen wesentlichen Effekt zur Entlastung der Leber. Die Einnahme von Probiotika hat in einer Studie der

MEIN SPEZIAL-TIPP: ENERGIE-PLUS-BALLASTSTOFFMIX

Der Ballaststoffmix aus löslichen Ballaststoffen eignet sich als tägliche Frühstücksergänzung.
Zutaten: Je 1 EL Flohsamen, Akazienfasern, Leinsamen (Letztere am besten frisch geschrotet), aus dem Biohandel
Zubereitung: Die Flohsamen und die Akazienfasern morgens zirka 15 Minuten in Wasser einweichen, den Leinsamen über Nacht einweichen und dann zerkleinern. Das Ganze gegebenenfalls mit 1 EL Kokos- oder Schaf-Joghurt und ein paar Früchten, am besten Beeren, verfeinern.
Effekt:

- *Vorteilhafte Wirkung auf die Regulation des Blutzuckers, auf Nährstoffaufnahme und Sättigung.*
- *Geregelte Darmpassage*
- *Ganz wichtig: Diese löslichen Ballaststoffe stellen das Futter für Darmbakterien (Präbiotikum) dar, insbesondere für die Keime, die für eine gesunde Schleimproduktion im Darm verantwortlich sind. Diese Keime produzieren im guten Zustand sogenannte kurzkettige Fettsäuren. Diese Substanzen wirken hochgradig antientzündlich und entfalten ihre Wirksamkeit nicht nur im Darm, sondern auch bei Entzündungen, die den ganzen Körper betreffen. Ohne Futter werden diese Bakterienpopulationen gegebenenfalls zurückgedrängt und die Darmschleimhaut kann Schaden nehmen.*

Uni Graz von 2018 einen Rückgang von Leberverfettung zeigen können.

Zusammenfassung

Ich empfehle ein einfach umsetzbares Konzept für vier Wochen, bei dem Sie das Schadstoffaufkommen reduzieren und auch schon einen Schadstoff-Entlastungseffekt anregen. Eine nachhaltige und gründliche Entgiftung kann durch eine dauerhafte alltägliche leberschonende Ernährungsweise gelingen.
Es soll hier keine schnelle und starke Entgiftungsmaßnahme angestrebt werden, die zu spürbaren Belastungssymptomen wie Kopfschmerzen, Durchfall und Kreislaufproblemen führt. Das wäre im erschöpften Zustand kontraindiziert und kontraproduktiv.
Der Ausgangspunkt ist dabei für jeden anders. Natürlich hat ein Mensch, der viele Transfette und Kohlenhydrate konsumiert, raucht und regelmäßig Alkohol und Kaffee trinkt, mehr zu entgiften als ein gesundheitsbewusster Sportler, der auch erschöpft sein kann. Aber egal, von wo aus Sie starten, das Entgiften wird Ihnen spätestens dann Spaß machen, wenn sich die ersten positiven Effekte einstellen. Das motiviert, dauerhaft dabeizubleiben. Wenn Sie spüren, dass die Energie wiederkommt und Sie Nahrung nicht einfach nur einem inneren Antrieb folgend reinschieben, sondern die Kraft erfahren, die Ernährung spendet. Sobald Sie mit Freude feststellen, dass Muskeln und Gelenke nicht mehr schmerzen, der Schlaf sich verbessert, die Kopfschmerzen weggehen und die Laune ausgeglichen ist.
Mit einer sanften und regelmäßigen Entgiftung kann man keine Fehler machen. Ich kann Ihnen versichern, dass Ihre Gesundheit davon merklich profitieren wird.
Wie immer: Start mit einem beliebigen kleinen Schritt.
Ich stelle Ihnen im Folgenden eine Aufzählung von möglichen praktikablen und effektiven Modulen vor. Wenn Sie alle umsetzen können: prima! Ansonsten: Wählen Sie aus!

Tipp

Wie schon in den vorigen Kapiteln angeregt: Bleiben oder werden Sie neugierig auf Ihren Körper, Ihre Gesundheit, die Biochemie dahinter und den faszinierenden Tatbestand, dass Sie jederzeit die große Option haben, sehr wesentlich Einfluss zu nehmen auf das, was alle haben wollen: Gesundheit, unser höchstes Gut.

VERMINDERUNG DER AUFNAHME UNGESUNDER STOFFE

~ *Verwenden Sie Nahrungsmittel aus kontrolliert biologischem Anbau.*

Weglassen für 4 Wochen:

- *Alkohol*
- *Wenn möglich Kaffee und schwarzen Tee, probieren Sie als Ersatz Grüntee (enthält viele Antioxidanzien, stimuliert, ohne den Körper zu stressen).*
- *Verarbeitete, schadstoffbelastete, haltbar gemachte, nährstoffarme Nahrungsmittel.*
- *Transfette (siehe Seite 136).*
- *Gegebenenfalls lektinhaltige Lebensmittel (siehe Info Seite 151).*

Reduzieren für 4 Wochen:

- *Tierische Nahrungsmittel.*
- *»Schnelle« Kohlenhydrate mit hoher glykämischer Last (siehe Seite 129), dazu gehören Nudeln, Kartoffeln, Reis, Brot, Getreide, Gebäck, Kekse, Kuchen.*

Reminder

Beachten Sie die Weglass-Schritte aus dem Ernährungskapitel: Gluten, Produkte aus Kuhmilch, Soja, Eier, Hefe.

NÄHRSTOFFREICHE ERNÄHRUNG ALS BASIS EINER FUNKTIONIERENDEN ENTGIFTUNGSLEISTUNG

- *Trinken Sie täglich morgens einen* ***grünen Smoothie*** *(er enthält reichlich Nährstoffe, sekundäre Pflanzenstoffe und Bitterstoffe).*
- *Essen Sie vornehmlich* ***Gemüse,*** *roh oder gekocht (erhöhen Sie den Rohkostanteil nach und nach) und* ***Salate.***
- *Verwenden Sie viele* ***frische Kräuter*** *– wenn möglich zu jeder Mahlzeit. Idealerweise Wildkräuter wie Löwenzahn, Giersch, Gänseblümchen, Sauerampfer, Brennnessel oder Spitzwegerich, am besten selbst angepflanzt oder frisch gesammelt.*
- *Konsumieren Sie* ***schwefelhaltige Nahrungsmittel*** *(alle Kohlsorten, Brokkoli, Zwiebel und Knoblauch) zur Unterstützung der Entgiftungsphase 2 (siehe Seite 112).*

UNTERSTÜTZUNG DER AUSSCHEIDUNG VON SCHADSTOFFEN

- *Trinken Sie morgens ein bis zwei große Gläser* ***körperwarmes Wasser,*** *vorzugsweise mit dem Saft einer halben Zitrone.*
- *Trinken Sie über den Tag verteilt* ***zwei bis drei Liter Wasser*** *oder basischen Kräutertee mit Schwerpunkt in der ersten Tageshälfte (zur Entlastung des Herzens bei Nacht).*
- *Praktizieren Sie morgens als Erstes* ***Ölziehen*** *vor dem Zähneputzen (siehe Info Seite 120).*
- ***Empfehlung:*** *Einnahme eines* ***Mariendistelpräparats,*** *entweder 200 Milligramm zu jeder Mahlzeit oder 400 Milligramm vor dem Abendessen (zur Anregung der Entgiftungsarbeit der Leber bei Nacht). Mariendistel unterstützt die Entgiftung in Phase 1 und 2 (siehe Seite 112) und trägt zur Regeneration der Leberzellen bei. Geeignete Präparate finden Sie zum Beispiel im Reformhaus.*

ÖLZIEHEN

Ölziehen ist eine traditionelle Form der Entgiftung, die aus dem Ayurveda stammt. Es hat vorteilhafte Auswirkungen auf die Mund- und Zahngesundheit und insbesondere auf das Zahnfleisch. Hier finden sich oft chronische Entzündungsherde. Verwenden Sie ein kontrolliert biologisches Sesam-, Kokos- oder Sonnenblumenöl. Es gibt auch fertige Mischungen aus diesen Ölen, zum Teil auch mit Zusätzen von ätherischen Ölen.

Nehmen Sie morgens noch nüchtern einen Esslöffel des Öls in den Mund und bewegen das Öl kräftig hin und her, dabei das Öl auch durch die Zahnzwischenräume saugen. Optimal sind 20 Minuten. **Wichtig:** Das Öl nicht gurgeln und nicht schlucken, um die gelösten schädlichen Stoffe nicht wieder aufzunehmen. Das Öl nach Gebrauch über den Hausmüll entsorgen. Den Mundraum gründlich ausspülen und erst dann die Zähne putzen.

DIE WIEDERAUFNAHME BEREITS ENTGIFTETER STOFFE IM DARM VERHINDERN

- *Einnahme oder Verzehr* ***unlöslicher Ballaststoffe,*** *etwa in Gemüse, Hülsenfrüchten, Vollkorn, Hafer- oder Weizenkleie, Haferflocken.*
- *Einnahme* ***absorbierender Stoffe*** *wie Zeolith, Bentonit (eine Art Heilerde). Nehmen Sie direkt vor dem Zubettgehen einen Teelöffel Heilerde in Wasser gelöst ein. Damit werden über die Leber in den Darm ausgeschiedene Stoffe gebunden, sodass sie nicht wieder aufgenommen werden. Viele Patienten berichten über einen besseren Schlaf. Nehmen Sie die Heilerde ein bis zwei Stunden nach der Einnahme von Nahrungsergänzungsmitteln oder Medikamenten ein, damit diese Stoffe nicht von der Heilerde gebunden werden.*
- *Einnahme von* ***Chlorella.*** *Die Alge bindet unter anderem auch Schwermetalle. Achten Sie auf ein reines Präparat, das nicht selbst mit Schwermetallen belastet ist. (Wählen Sie ein Präparat aus kontrolliert-biologischem Anbau aus geschlossener Aquakultur.)*

DIE ENTGIFTUNG MIT FOLGENDEN NAHRUNGSERGÄNZUNGEN UNTERSTÜTZEN

- *__Einnahme eines B-Vitamin-Komplex-Präparats__ (Entgiftungs-Phase 1).*
- *Einnahme eines __Protein-Shakes__ (am besten Hanfprotein oder ein lektinfreies Erbsenpulver in Bioqualität, ohne Zusatzstoffe, Zucker oder Süßungsmittel), morgens einen Esslöffel in Wasser oder Kokosmilch einrühren, gegebenenfalls 2- bis 3-mal täglich.*
- *Einnahme eines __Mariendistelpräparats__.*
- *Einnahme von __Bitterstoffen__ wie Löwenzahn, Artischocke vor den Mahlzeiten in Form von Kapseln, alkoholfreien Kräuterextrakten oder Bitterpulver (Verbesserung der enzymatischen Vorverdauung im Magen-Darm-Trakt).*
- *Einnahme von __Zeolith__ oder __Bentonit__.*

AUSSERDEM HILFREICH

- *__Sauna, Massagen, Wechselduschen__ unterstützen den Lymphfluss und die »Mobilmachung« der Giftausscheidung.*
- *__Basenbäder__ zur Ausleitung über die Haut.*

BASENBAD – HILFE BEIM DETOXEN

Stressige Lebensführung führt häufig zur Übersäuerung des Körpers. Hier kann ein Basenbad helfen. Es nutzt den Osmose-Effekt: Durch das basische Badewasser wird Säure aus dem Körper über die Haut ausgeschieden. Außerdem wirkt es entspannend, das stärkt die Stressresilienz. Achten Sie auf ein hochwertiges Produkt mit reichlich basischen Mineralsalzen (Karbonate der Mineralstoffe Magnesium, Natrium und Kalium). Ihr Basen-Badewasser sollte einen pH-Wert von um 8,5 haben. Den pH-Wert können Sie gegebenenfalls mit einem pH-Teststreifen aus der Apotheke bestimmen.
Beginnen Sie einmal wöchentlich mit einem Bad von 30 Minuten und steigern Sie gegebenenfalls die Dauer des Bades und die Anzahl der Bäder pro Woche.
Wichtig: Nach dem Bad nicht abduschen. So kann der Osmose-Effekt auf der Haut nachwirken.

Die Energie-plus-Ernährung

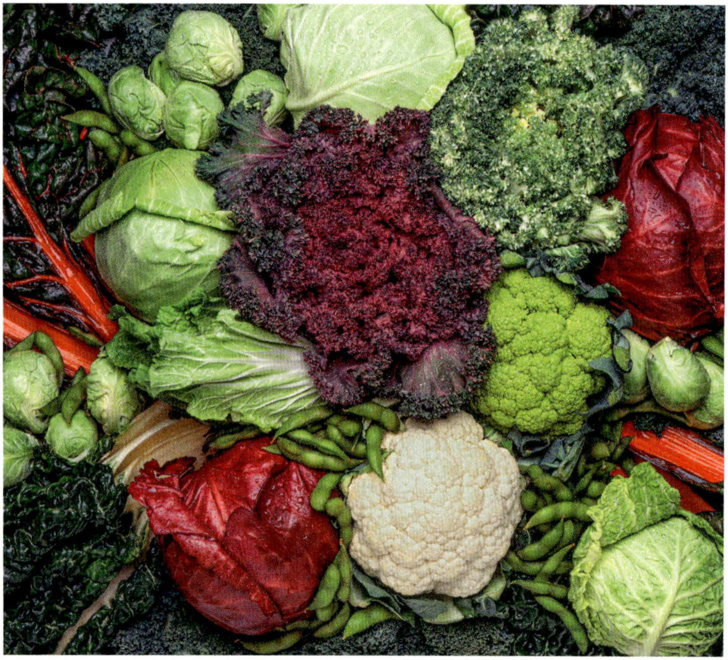

Eine Ernährung, die unseren Organismus nicht belastet, sondern die uns den Tag über mit stabiler Energie und allen nötigen Vitalstoffen versorgt, trägt zur Regeneration bei Erschöpfung bei. Als Extra-Bonus stellt sich oft der optimale Bodyshape wie zur Belohnung ein.

So gelingt Energie-plus-Ernährung

Das Ziel ist keine Diät, sondern Wissen darüber, was Ihrem Körper guttut und was ihm schadet. Der erste wesentliche Schritt ist auch hier der Entschluss: Informieren Sie sich! Stellen Sie dann Ihren Speiseplan so zusammen, dass Sie Nahrungsmittel, die Ihnen nicht guttun, weglassen und dafür solche Lebensmittel essen, die Ihnen Energie liefern und die auf angenehme und wohlschmeckende Art satt und zufrieden machen, ohne die Verdauung zu belasten.
Die heutige Fülle an Ratgebern zur Ernährung und zu Diäten kann verwirren und ratlos machen. Zum Glück folgen die Stoffwechselabläufe des Körpers bekannten Rege-

KINDER, KIOSK, KOHLENHYDRATE

Die hier dargelegten Ernährungsprinzipien einer gesunden, energiestabilisierenden Ernährung sind für Kinder genauso gültig und wichtig. Häufig werden mir Kinder mit unterschiedlichsten Symptomen von ADHS bis hin zu unklaren Krampfanfällen vorgestellt, deren Symptome sich unter Ernährungsumstellung deutlich verbessern, wobei die allergene Belastung zurückgeht und sich Blutzucker und Adrenalin stabilisieren. Gewöhnen Sie Ihre Kinder frühzeitig an vitalstoffreiche, frische Nahrung mit niedrigem glykämischem Index (siehe *Seite 129*), ohne Zusatz- und Süßstoffe und ohne gezuckerte Getränke. Dann haben die Kinder gute Chancen, nicht in eine der zwei von Lehrern häufig beklagten Schülerkategorien zu fallen: Die einen dösen vor sich hin, die anderen zappeln mit den Beinen – Symptome, die man als Blutzuckerproblem deuten kann. Außerdem können Sie Ihren Kindern dadurch ersparen, in die kontinuierlich größer werdende Gruppe von Altersgenossen zu fallen, die schon im Kindesalter übergewichtig sind, Kriterien der Blutzuckererkrankung (Diabetes) aufweisen oder Fettlebern ausbilden.

DAS KLEINE-SCHRITTE-KONZEPT ERNÄHRUNG

Unabhängig von bisherigen Ernährungsgewohnheiten können Sie auch hier den Weg der kleinen Schritte wählen. Es gibt verschiedene Module, aus denen Sie auswählen können. Starten Sie wieder mit dem, was Ihnen am leichtesten fällt. Lassen Sie sich nicht beirren in der Überzeugung, dass der erste Schritt der wichtigste ist und dass Sie es schaffen werden, auch den nächsten und übernächsten Schritt zu tun. Und jeder Schritt wird Ihnen wieder Kraft für den nächsten geben. Alles in Ihrem Tempo, aber zuversichtlich und stetig.

lungsmechanismen. Wenn Sie das Wissen um diese Gesetzmäßigkeiten des Stoffwechsels verinnerlicht haben, erübrigen sich im Weiteren Modediäten und Ernährungsratgeber. Unliebsame Pfunde werden sich ganz nebenbei dauerhaft zurückbilden.

WARUM ENERGIE-PLUS-ERNÄHRUNG?

Sie ist gerade für Erschöpfte wichtig, denn diese Ernährung versorgt uns mit nachhaltiger Energie, verleiht ein stabiles Energieniveau ohne Tagesschwankungen und lässt uns bei Nacht erholsam schlafen. Zudem schmeckt diese Ernährung, sättigt, tut uns gut, verschafft ein gutes Bauchgefühl und macht uns glücklich.

Hierbei handelt es sich definitiv nicht um eine neue Diät, sondern um nachvollziehbare Erklärungen zur Etablierung einer alltagstauglichen und gesunden Ernährung.

Die Energie-plus-Ernährung ist prinzipiell für jeden geeignet. Das erleichtert die Umsetzung, denn alle Familien- und Haushaltsmitglieder – vom Schulkind bis zu den Senioren – können damit ihre Energie erhalten und ihr gesundheitliches Risikoprofil verbessern.

ERSCHÖPFUNG, HEISSHUNGER UND GEHIRNSTOFFWECHSEL HÄNGEN ZUSAMMEN

Bei erschöpften, energiearmen Menschen haben sich oft Ernährungsgewohnheiten eingeschlichen, die zusätzlich an den Energiereserven zehren: zu viel Schwerverdauliches, zu viele Fertigprodukte und vor allem zu viel Süßes und zu viele »leere« Kohlenhydrate, die nur ein kurz anhaltendes Sättigungsgefühl bewirken (siehe *Seite 30 f.*). Letztere

bringen Ihnen zwar kurzfristig eine gefühlte Energieverbesserung, erschöpfen aber mittel- und langfristig Ihre Energiereserven noch weiter. Wenn Sie dann wieder bei der Schokolade, den Chips oder den Gummibärchen gelandet sind, ist das nicht Ausdruck Ihrer mentalen Schwäche, sondern Folge von körpereigenen Regulationsmechanismen, die sehr wirkmächtig sind und denen man sich willentlich fast nicht entziehen kann.
Hormone, Neurotransmitter und das vegetative (autonome) Nervensystem regeln unabhängig von Ihrem Willen die Körpervorgänge und auch die Versorgung der Zellen mit Energie in Form von Glukose, dem »Blutzucker«. Fühlen Sie sich müde und erschöpft, zieht es Sie automatisch zu Nahrungsmitteln, die schnelle Energie in Form von Zucker zur Verfügung stellen, Sie bekommen eventuell Heißhunger. Ist der dann konsumierte »schnelle« Zucker verbraucht, fällt der Blutzucker stark ab und im Körper entsteht der Eindruck, es herrsche eine Notsituation. Es wird auf »Notstrombetrieb« umgestellt: Insbesondere das Gehirn fordert Zucker an. Die vermeintliche Notsituation löst Stress aus und dadurch einen Anstieg des Stresshormons Adrenalin. Mithilfe des blutzuckerregulierenden Insulins wird schnell Brennstoff in Form von Glukose bereitgestellt. Das fühlt sich – vorübergehend – gut an, die Situation entspannt sich, der Hunger geht, die Konzentration kehrt zurück. Aber nach 1,5 bis 2 Stunden beginnt das gleiche Spiel von vorn … Das belastet die Regulationssysteme und kostet wertvolle Energie.

ENTSCHEIDEND: AUSSTIEG AUS DER ZUCKERSPIRALE

Um aus dieser erschöpfenden Stressregulation auszusteigen, braucht es eine Umstellung der Ernährung: die Zusammenstellung einer Nahrung mit hohem Nährstoffgehalt und einem ausgewogenen Verhältnis von Kohlenhydraten, Eiweißen und Fetten. Diese Ernährung verleiht Ihnen Energie und Leichtigkeit, macht Spaß und verhindert, dass Ihr Körper in Energienotstand gerät.
Mit dem Schritt-für-Schritt-Programm können Sie die Grundlagen dafür in einigen Tagen legen – so lange dauert es, bis Ihre Stoffwechselregulation heraus aus dem Auf und Ab von Zucker, Insulin und Adrenalin umprogrammiert ist. Danach werden Sie aller Voraussicht nach nicht mehr zu Ihrer alten Ernährung zurückkehren wollen.
Für viele mag eine Ernährungsumstellung mit Vorbehalten und Frust aus früheren Diäterfahrungen belegt sein. Schieben Sie das alles beiseite, ein neuer Blick auf Ernährung lohnt sich. Essen soll Spaß machen und schmecken, dann steht auch nichts dagegen, die hier empfohlene Energie-plus-Ernährung dauerhaft weiterzuführen. Sie bekommen

Info

Vergegenwärtigen Sie sich den Begriff »Lebensmittel« in seiner Wortbedeutung: Lebens-Mittel, Mittel für das Leben. Kritisch betrachtet fallen da Fertigpizza, Donuts oder Burger eher nicht darunter – frisches buntes Gemüse, Kräuter, Nüsse, Samen und Gewürze aber schon.

wieder mehr Kraft und Energie und verbessern auch Ihre medizinische Prognose: Denn durch die Normalisierung des Blutzuckerniveaus und infolgedessen des Cholesterinwertes regulieren sich Körpergewicht, Entzündungswerte und damit sinkt auch entscheidend das statistische Risiko für die Entstehung der bekannten Zivilisationskrankheiten wie Diabetes, Herz-Kreislauf-Erkrankungen und Krebs.
Viele Patienten schildern, dass während der Therapie und der Ernährungsumstellung überflüssige Pfunde wie von selbst verschwanden. Dieser Vorgang ist Ausdruck eines gesunden Stoffwechsels. Der Körper kann sich von überflüssigem Gewicht und belastenden Giften befreien.
Bei der Zusammensetzung der optimalen Körpermasse spielen natürlich auch die Muskeln eine große Rolle. Deshalb ist neben der Ernährung auch die Energiesäule »Bewegung« wichtig. Denn Energie wird im Organismus in den Mitochondrien gebildet. Daraus ergibt sich die Formel: Mehr Muskeln, mehr Mitochondrien, mehr Energie!

Die Makronährstoffe

Die drei Gruppen an Makronährstoffen in unserer Nahrung sind die Eiweiße (Proteine), die Fette und die Kohlenhydrate.
Alle Makronährstoffe können zur Energieproduktion in unserem Körper herangezogen werden. Vereinfacht dargestellt, dienen die Kohlenhydrate in erster Linie als Brennstoff, die Fette sind neben der Energiegewinnung von großer Bedeutung für den Aufbau der Zellmembranen, die Eiweiße sind für alle Struktur-, Wachstums- und Immunprozesse unabdingbar.
Will man einen der Nährstoffe reduzieren, muss man eine oder die beiden anderen Nährstoffgruppen erhöhen. Von der Problematik der »schnellen« Kohlenhydrate war ja schon die Rede, diese sollten deutlich reduziert werden zugunsten der beiden anderen Gruppen, der Fette und der Eiweiße. Wie das gelingt, wird in diesem Kapitel erklärt.
Es gab schon zu allen möglichen Zusammensetzungen der drei Nährstoffe die unterschiedlichsten Konzepte: von der Diät für Herzkranke ganz ohne Fett bis hin zu der aktuellen »Ketodiät« (siehe *Seite 128*) mit einem sehr hohen Fettanteil. Die offizielle,

weiterhin von der Deutschen Gesellschaft für Ernährung (DGE) angeratene Ernährung ist recht kohlenhydratreich.

KOHLENHYDRATE UND DIE BEDEUTUNG VON BLUTZUCKER UND INSULIN

Um dem Ziel eines gleich bleibenden guten Energielevels näher zu kommen, sollte der Insulinspiegel auf einem relativ konstanten Niveau sein. Wenn wir kohlenhydrathaltige Nahrung essen, werden die Zucker im Darm aufgespalten oder in Form von Glukose direkt ins Blut aufgenommen. Der Blutzuckerspiegel steigt rasch. Daraufhin schüttet die Bauchspeicheldrüse Insulin aus, das dazu dient, die Zuckermoleküle (Glukose) in Muskel- und Fettzellen aufzunehmen (dort stehen sie als Brennstoff zur Verfügung oder werden zur späteren Verwendung gespeichert); der Blutzuckerspiegel und in der Folge der Insulinspiegel sinken wieder ab. Der Körper signalisiert Hunger und der Kreislauf beginnt von Neuem.

Bei einer zu kohlenhydratlastigen Kost schwankt der Blutzucker stark zwischen zu viel Zucker (Hyperglykämie) und zu wenig Zucker (Hypoglykämie, Unterzucker). Das kann sich bemerkbar machen durch Heißhungerattacken, Schwindel, Unruhe sowie wechselnde kognitive und mentale Zustände mit Konzentrationsschwierigkeiten, depressiven oder aggressiven Stimmungen. Hohe Blutzuckerspitzen führen immer wieder zu hohen Insulinausschüttungen. Das macht nicht nur schlapp, sondern auch dick (solange das Insulin hoch ist, wird kein Fett verbrannt) und irgendwann blutzuckerkrank, es belastet unser Immunsystem und fördert Entzündungen im Körper. Der dann folgende Unterzucker zieht wieder einen Adrenalinanstieg nach sich. Adrenalin ist ein Stresshormon, und das sollte im erschöpften Zustand vermieden werden.

SCHNELLE BLUTZUCKERANSTIEGE VERMEIDEN

Ruhe und Gesundung bringen wir ins System mit einer flachen Insulinkurve. Das gelingt, indem wir den Anteil an Nahrungsmitteln mit schnell verwertbaren Kohlenhydraten und Zuckern, also solchen mit hoher glykämischer Last, reduzieren. Leider stellen für viele Menschen genau diese Nahrungsmittel die Basis ihrer Ernährung dar: Brot und Brötchen, Nudeln, Reis, Kartoffeln, Pizza, Gebäck, Kuchen, Kekse, Müsli, Riegel, Süßigkeiten und Knabberzeug. Besonders schädlich sind Fertignahrungsmittel mit Zucker- und Fruktosezusätzen und vor allem süße Getränke.

Ernährt man sich jedoch vorwiegend von frischen Lebensmitteln mit niedriger glykämischer Last und ergänzt regelmäßig Eiweiße

und gesunde Fette im Speiseplan, hält dies das Insulin flach und wir vermeiden die anstrengenden Symptome von wechselnden Blutzuckerspiegeln.
Mittlerweile ist der Begriff »low carb«, also wenig Kohlenhydrate, ja geläufig. Besser wäre noch die Bezeichnung »slow carb«. Denn es geht ja nicht um die Verteufelung von Kohlenhydraten im Allgemeinen, sondern um die Vermeidung der »schnellen« Kohlenhydrate mit hoher glykämischer Last.

Und wovon werde ich dann satt?

Diese Frage kommt häufig. Denkt man doch, man brauche die sogenannten Sättigungsbeilagen (Nudeln, Reis, Kartoffeln, Brot), um gesättigt zu sein. Wie wir aber auf *Seite 127* gesehen haben, führen gerade diese nicht zu einer lang anhaltenden Sättigung, sondern zielsicher zur Stimulierung von Hunger in kurzen Abständen. Wie wir noch sehen werden, sättigen Proteine und Fette langfristig, ebenso komplexere Kohlenhydrate, etwa in Gemüse, die langsamer resorbiert werden und so keinen Blutzucker- und Insulinpeak auslösen. Zudem liefert Gemüsevielfalt eine unersetzliche breite Mischung aus wertvollen Nähr- und Vitalstoffen und förderlichen Ballaststoffen. Das können Nudeln nicht.
Ein weiteres Problem an den schnell resorbierbaren Kohlenhydraten ist nämlich ihre Nährstoffleere, deswegen spricht man manchmal auch von »leeren« Kohlenhydraten. Weißmehl besteht zum Beispiel nur noch aus dem Mehlkörper von Weizen oder anderen Getreiden, die nährstoff- und ballaststoffreichen Randschichten des Korns wurden vor dem Mahlen entfernt. Das hat zur Folge, dass die Umwandlung der »leeren« Kohlenhydrate beim Verdauungsprozess dem System mehr Vitamine und Mineralstoffe entzieht, als sie ihm liefern.

Info

Gesunde Ernährung wirkt sich auf alle Bereiche aus: Der angestrebte Zuwachs an Kraft und Energie und eine Gewichtsreduktion lassen sich durch die gleichen Ernährungsprinzipien erreichen. Auch erhöhte Entzündungswerte, Blutzucker- und Cholesterinwerte lassen sich dadurch normalisieren und somit lässt sich auch das Risiko für Herz-Kreislauf-Erkrankungen senken.

Info

Bei der ketogenen Ernährung oder »Ketodiät« werden Kohlenhydrate weitgehend vermieden. Der Protein- und vor allem der Fettanteil der Nahrung ist sehr hoch. Sie wird bei Krebs empfohlen und konnte in Studien epileptische Anfälle reduzieren und Migräne verbessern.

Vitalstoffe in der Nahrung

»Vitalstoffe« ist ein Sammelbegriff für eine Vielzahl an »biologisch hochwichtigen Substanzen«. Hierzu zählen

- *Vitamine*
- *Vitaminoide, Co-Faktoren & Co-Enzyme*
- *Mineralstoffe & Spurenelemente*
- *Sekundäre Pflanzenstoffe (Stoffe, die Pflanzen zum Beispiel zur Feindabwehr oder zum Anlocken von bestäubenden Insekten produzieren und die unserer Gesundheit dienlich sind)*
- *Aminosäuren (Eiweißbausteine)*
- *Fettsäuren, insbesondere ungesättigte Fettsäuren (siehe Seite 133)*
- *Adaptogene (Pflanzenbestandteile, die gegen Stress helfen)*
- *Antioxidanzien (Schutzstoffe, die freie Radikale – hochreaktive und aggressive Stoffwechselzwischenprodukte – neutralisieren)*

GLYKÄMISCHER INDEX UND GLYKÄMISCHE LAST

Wie schnell und steil der Blutzucker nach dem Essen ansteigt, ist je nach Nahrungsmittel, Zubereitung und Zusammensetzung der Mahlzeit sehr unterschiedlich. Gemessen wird das als glykämischer Index: Je schneller die Kohlenhydrate in der Nahrung zerlegt werden und die Bausteine in den Körper aufgenommen werden und je höher der Blutzucker steigt, desto höher ist der glykämische Index eines Nahrungsmittels. Wesentlich praktikabler ist der Wert der glykämischen Last, der die Kohlenhydratmenge pro Portion aufgenommener Nahrung berücksichtigt. Eine hohe glykämische Last haben beispielsweise Brot, Gebäck und Nudeln aus Weißmehl, Cornflakes, weißer Reis, Kartoffelbrei aus Fertigprodukt oder Energydrinks.
Besorgen Sie sich Listen, zum Beispiel im Internet, in denen Lebensmittel nach glykämischem Index (GI) und glykämischer Last (GL) aufgeführt sind. Versuchen Sie, ein Gefühl für die Werte der einzelnen Lebensmittel zu bekommen, und passen Sie Ihre Einkaufs- und Ernährungsgewohnheiten an.

Fruktose

Fruktose oder Fruchtzucker kommt in der Natur vor allem in Früchten und Honig vor. Zwar ist Fruktose allein mindestens genauso schädlich wie zu viel Glukose; im Obst kommt sie jedoch in Kombination mit anderen wichtigen Stoffen vor wie Antioxidanzien, sekundären Pflanzenstoffen, Aroma- und Strukturstoffen, Vitaminen, Mineralstoffen oder Ballaststoffen.

Einen Apfel zu essen, ist gesund. Ein Glas Apfelsaft (oder anderen Fruchtsaft) zu trinken, nicht, denn so nimmt man schnell sehr viel Glukose und Fruktose auf, die übrigen Stoffe des frischen Apfels fehlen im Saft. In der Zeit, in der man einen Viertelliter Fruchtsaft trinkt, könnte man nie das Kilo Äpfel essen, aus denen der Saft gewonnen wurde.
Zudem sind wir heute weit von früheren Verhältnissen entfernt: Noch unsere Eltern oder Großeltern konnten Obst nur genießen, wenn Saison war oder eingelagertes Obst vorrätig war. Ganzjährig Zuckershots in Bananenform oder Quetschies mit Fruchtmusen, um quengelnde Kinder im Kinderwagen kurzfristig ruhigzustellen, gab es nicht. All dies ist gesundheitlich und ökologisch schädlich.

FRUKTOSE IN LEBENSMITTELN

Aufgrund ihrer guten technologischen Verwertbarkeit wird Fruktose von der Industrie bevorzugt verwendet. Auch ist sie billiger als Haushaltszucker. Sie kann zu Fruktosesirup (Isoglukose) verarbeitet werden, einem Konzentrat mit hoher Süßkraft. Ausgangsstoff ist Mais oder Weizen. Das birgt noch das Risiko der Verwendung von gentechnisch veränderten Rohstoffen. Fruktosesirup hat aufgrund seiner günstigen Kosten und der guten Verarbeitungseigenschaften den Markt erobert und den »normalen« Zucker verdrängt. Vor allem in »light«-Getränken findet Fruktose Anwendung. Achtung: Gerade bei kalorienreduzierten Produkten darf mit dem Begriff »ohne Zuckerzusatz« auf dem Label geworben werden, Fruktose darf aber trotzdem zugesetzt sein.

FRUKTOSEKONSUM – FOLGEN

Weil Fruktose keine Insulinsteigerung bewirkt, wurde sie lange Zeit Diabetikern empfohlen. Allerdings bedeutet der fehlende Insulinanstieg nicht, dass Fruktose dadurch gesünder wäre. Sie ist mindestens genauso schädlich wie Zucker. Seit immer mehr hochkonzentrierter Fruktosesirup eingesetzt wird, steigen parallel auch die Zahlen von Übergewichtigen und an Fettleber Erkrankten rasant. Teilweise betrifft dies schon Kinder.

Anders als bei der Glukose, die zur Energiegewinnung gebraucht wird, ist der Körper nicht auf Fruktose angewiesen. Sie gelangt vom Darm schnell in die Leber und wird dort in Fett umgewandelt oder in Form von Triglyceriden ans Blut abgegeben. Zudem wird die Aufnahme von Fruktose nicht reguliert. Und es hat sich gezeigt, dass Fruktose Heißhungeranfälle fördert, indem sie das Sättigungshormon Leptin hemmt – der Körper fühlt »Hunger« und verlangt nach Essen.

Ein weiterer ungünstiger Aspekt: Fruchtzucker süßt zwar mehr – das ist für Industrieprodukte gern gesehen –, sättigt aber weniger als Zucker. Das heißt, wir haben eine fatale Kombination: Aufnahme großer Mengen von Fruktose, schlechter Sättigungseffekt, schnelle Speicherung als Fett in der Leber.

Achten Sie bei Fertigprodukten (die Sie sowieso nur ausnahmsweise konsumieren sollten) bei der Zutatenliste auf den Gehalt an Fruktose und auf folgende Begriffe: Glukose-Fruktose-Sirup, Isoglukose und High Fructose Corn Sirup (HFCS).

Fruktoseintoleranz kann ein weiteres Problem mit Fruktose sein. Dies beschreibt den Umstand, dass viele Menschen, in Mitteleuropa etwa jeder Dritte, Fruktose nur in beschränktem Ausmaß vertragen. Ist die Aufnahmekapazität für Fruktose eingeschränkt, verbleibt viel davon im Darm und führt dort zu Gärprozessen und Verdauungsbeschwerden. Akute Abhilfe: Obstkonsum einschränken, Fruktosesirup meiden (ohnehin). Im Rahmen einer Regeneration des Darms lässt sich häufig eine Verbesserung der Fruktoseverträglichkeit erzielen (siehe *Seite 116*).

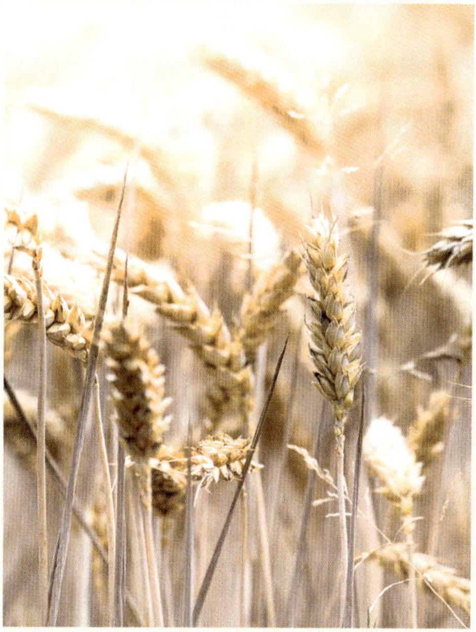

Fruktose wird aus Weizen oder Mais hergestellt. Sie wird wegen ihrer hohen Süßkraft Lebensmitteln zugesetzt, muss aber nicht ausgewiesen sein.

GESUNDE FETTE HALTEN FIT – IHR ENERGIE-ÖLWECHSEL

Fett macht dick! Dieser Slogan entsprach jahrzehntelang den Ernährungsempfehlungen von Fachgesellschaften. Um Übergewicht zu vermeiden und Herz-Kreislauf-Krankheiten vorzubeugen, wurde eine fettarme Ernährung propagiert (siehe *Seite 133*). Die Industrie hat darauf reagiert und eine Fülle von fettarmen Produkten kreiert – die aber anstelle von Fett reichlich »schnelle« Kohlenhydrate enthalten und dadurch, wie wir gesehen haben (siehe *Seite 126*), zu vielfältigen Problemen führen. Gleichzeitig mit der Empfehlung einer fettarmen Ernährung stieg in den Industrieländern die Anzahl der Übergewichtigen massiv an. Nach heutigen Erkenntnissen brauchen wir ein gutes Maß an hochwertigen Fetten in unserer Ernährung. Glücklicherweise ändern sich nach und nach auch die offiziellen Empfehlungen in den medizinischen Beratungsinhalten.

Nahrungsfette

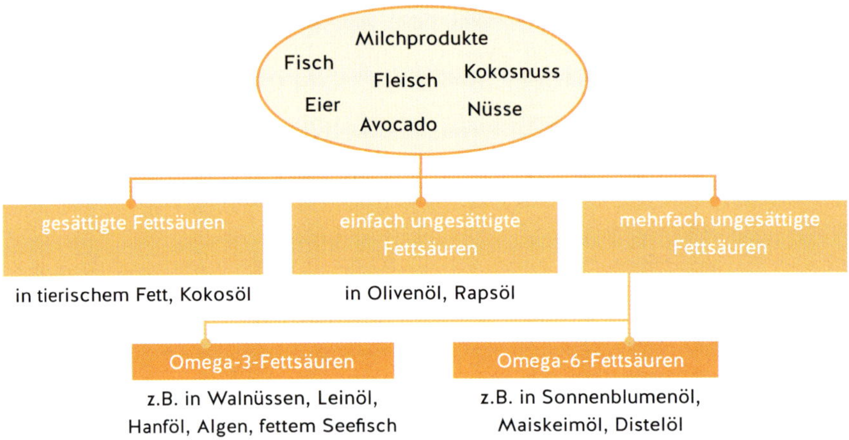

Fett ist ein wichtiger Makronährstoff in unserer Nahrung. Es kommt in unterschiedlichen Formen vor, je nachdem, ob es pflanzlicher oder tierischer Herkunft ist. Nehmen Sie vermehrt ungesättigte Fette mit Omega-3-Fettsäuren auf.

Was sind Fette? Man kann Fette nach ihrer Herkunft in pflanzliche und tierische Fette einteilen. Oder man unterscheidet nach der chemischen Struktur gesättigte (= ohne Doppelbindung) und ungesättigte (= mit Doppelbindung) Fettsäuren; Letztere können einfach (= eine Doppelbindung) oder mehrfach ungesättigt (= zwei oder mehrere Doppelbindungen) sein. Zu ihnen gehören die Omega-3- und Omega-6-Fettsäuren.

Gesättigte Fettsäuren

Sie finden sich vor allem in tierischen Lebensmitteln wie Fleisch, Wurst, Milch und Milchprodukten. Ein Zurückfahren der tierischen Lebensmittel reduziert daher automatisch auch die Menge an aufgenommenen gesättigten Fetten. Für Kokosfett, das pflanzliche gesättigte Fett, ließen sich keine gesundheitlich nachteiligen Effekte belegen. Im Gegenteil: Kokosfett enthält die entzündungshemmende Laurinsäure, die auch gegen Bakterien- und Pilzinfektionen wirkt. Diese Eigenschaften kann man sich beim Ölziehen (siehe *Seite 120*) zunutze machen.

Quellen für gesättigte Fettsäuren: verarbeitete Produkte aus Fleisch wie Speck, Wurst sowie Milchprodukte; Kokosfett

Ungesättigte Fettsäuren

Jahrelang wurde vor den gesättigten Fettsäuren gewarnt. Die Lebensmittelindustrie hat sich darauf eingestellt und vermehrt mehrfach ungesättigte Fette angeboten. Um die Produkte haltbar zu bekommen, ist man auf einen hohen Anteil von Omega-6-Fettsäuren ausgewichen, denn diese sind stabiler und somit haltbarer als Omega-3-Fettsäuren, was die Vermarktbarkeit erleichtert.

Omega-6-Fettsäuren: Ein hoher Anteil davon findet sich in den kostengünstigen Pflanzenölen Sojaöl, Maiskeimöl sowie Sonnenblumenöl, die für die Herstellung vieler verarbeiteter Nahrungsmittel, in Fertigprodukten und Backwaren Verwendung finden. Bei den tierischen Fetten hat sich durch die Methoden der industrialisierten Landwirtschaft (Mast der Tiere mit Soja-Pellets, Kraftfutter und Getreiden; Bewegungsmangel der Tiere) dieses Verhältnis hin zu Omega-6 verschoben. Bei biologisch aufgezogenen Tieren ist das Verhältnis etwas günstiger. Weitere Quellen sind Distelöl, Traubenkernöl, Margarine, Butter und Käse, Eier, Fleisch, Wurstwaren. Daraus ist leider die Situation entstanden, dass der Anteil an Omega-6-Fettsäuren in der Ernährung zu stark angestiegen ist und man feststellen musste, dass die Omega-6-Fettsäuren im Übermaß konsumiert ungesund sind: Sie fördern Entzündungen, vor allem die stillen Entzündungen, die als Risiko für Herz-Kreislauf-Krankheiten, Diabetes, Depression, Autoimmunerkrankungen wie einer Hashimoto-Erkrankung, einer autoimmunen

Schilddrüsenentzündung, Demenz und Krebs gelten. Diese sind messbar durch Bestimmung des CRP-Entzündungswertes mittels Blutanalyse bei Ihrem Arzt/Ihrer Ärztin. Reduzieren Sie deshalb den Anteil an Ölen mit hohem Gehalt an Omega-6-Fettsäuren. Dabei sind Omega-6-Fette nicht an sich ungesund. Ungesund ist das ungünstige Verhältnis der Omega-6- zur Omega-3-Fraktion, wenn zu wenig Omega-3 und zu viel Omega-6 vorhanden ist.

Täglich verwenden: die Omega-3-Fettsäuren ALA, EPA, DHA

Damit können Sie innerhalb von vier Wochen ein ausgeglichenes Fettsäureprofil erzielen. Das Fettsäureprofil ist mittels Laboruntersuchung bei Ihrem Arzt/Ihrer Ärztin einfach zu ermitteln.

Unter unseren heutigen Ernährungsgewohnheiten findet sich im Durchschnitt ein Verhältnis von Omega-6 zu Omega-3 von 15:1. Das heißt, dass sich das Verhältnis stark zugunsten der entzündungs- und gerinnungsfördernden Omega-6-Fettsäuren verschoben hat. Gesundheitlich vorteilhaft ist ein Verhältnis von 5:1 bis 3:1. Dieses Verhältnis wirkt sich besonders positiv auf Herz, Augen und Gehirn aus. Je nach Ausgangslage und Risikoprofil, zum Beispiel bei entzündlicher Stoffwechsellage, sogenannten stillen Entzündungen, oder auch bei Autoimmunerkrankungen, sollten Sie im Alltag die Zufuhr von Omega-3-Fettsäuren mithilfe eines qualitativ hochwertigen, schadstoffkontrollierten Öls entweder in Form von Fischöl oder vegan als Algenöl erhöhen. Die Dosierung sollte zur Prävention bei 2000 Milligramm EPA/DHA (zwei der drei Omega-3-Fettsäuren) täglich liegen (entspricht der Menge von täglich 100 Gramm Hering oder 250 Gramm Lachs), zur Begleitbehandlung gegebenenfalls höher. Dabei hat sich gezeigt, dass das Verhältnis von EPA zu DHA nicht so wichtig ist. Man kann die körpereigene Produktion von EPA und DHA auch durch hohe Gaben von ALA (Alphalinolensäure, enthalten in Leinöl) unterstützen. Gönnen Sie sich hierfür täglich einen Esslöffel Leinöl.

Die besten Omega-3-Quellen:

- *Pflanzliche Quellen: Walnüsse, Chiasamen, Leinsamen (am besten frisch schroten, ein bis zwei Esslöffel pro Tag) oder die Öle daraus, Hanföl, grünes Blattgemüse; als Nahrungsergänzung Algenöl*
- *Tierische Quellen: fetter Seefisch wie Makrelen, Hering, Sardinen, Thunfisch, Lachs (aus Wildfang; Zuchtfisch wird meist mit Soja aufgezogen und enthält kaum noch Omega-3-Fettsäuren); als Nahrungsergänzung: Fisch- und Krillöl*

Quellen für einfach ungesättigte Fettsäuren: Olivenöl, Rapsöl, Erdnussöl, Nüsse und Samen, Avocados

FUNKTIONEN DER OMEGA-3-FETTSÄUREN: SIE …

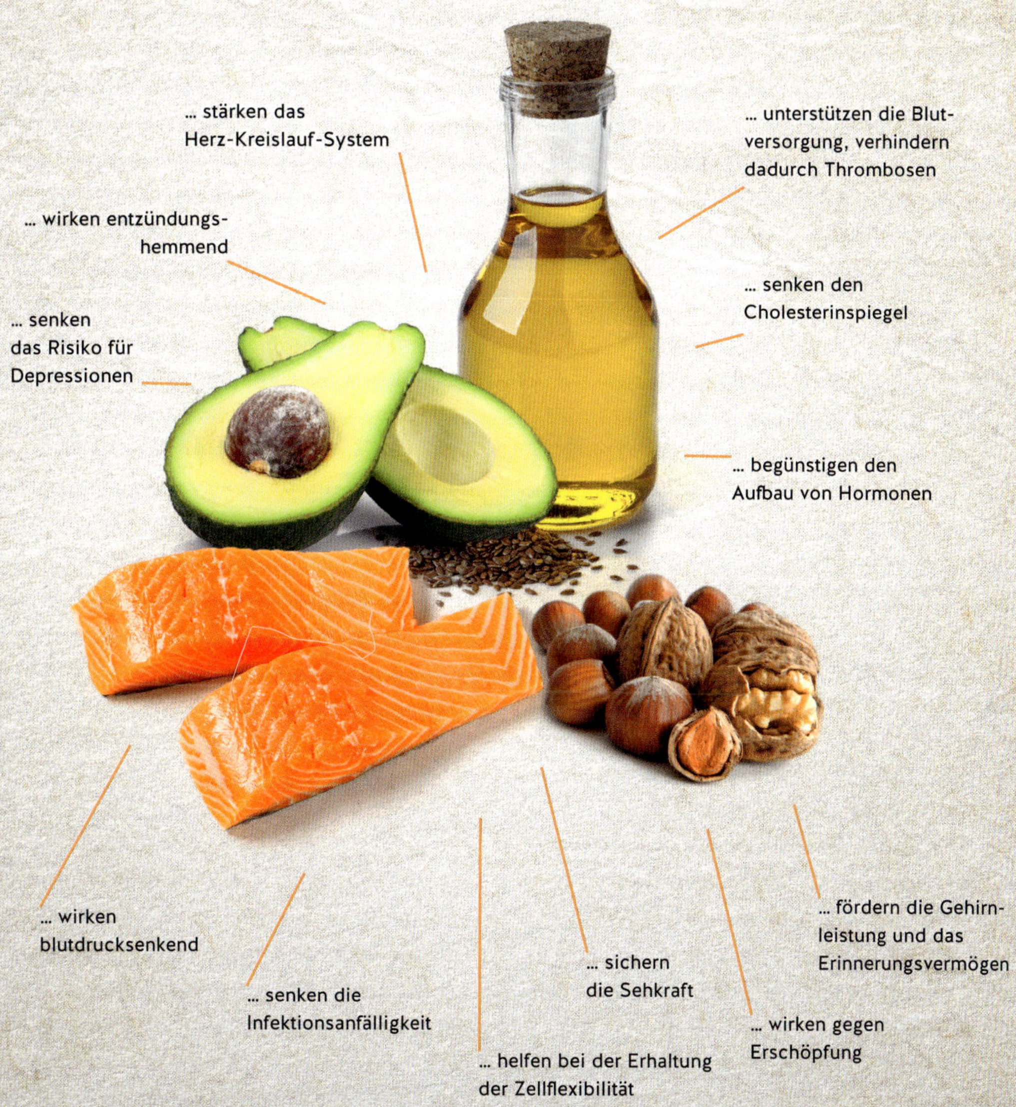
… stärken das Herz-Kreislauf-System
… unterstützen die Blutversorgung, verhindern dadurch Thrombosen
… wirken entzündungshemmend
… senken den Cholesterinspiegel
… senken das Risiko für Depressionen
… begünstigen den Aufbau von Hormonen
… wirken blutdrucksenkend
… senken die Infektionsanfälligkeit
… helfen bei der Erhaltung der Zellflexibilität
… sichern die Sehkraft
… wirken gegen Erschöpfung
… fördern die Gehirnleistung und das Erinnerungsvermögen

Tunlichst meiden: Transfette

Transfette sind aus Öl industriell hergestellte Fette, die durch Hydrierung so behandelt wurden, dass sie bei Raumtemperatur fest bleiben, weniger schnell ranzig werden und dadurch lange haltbar sind. Sie finden in der Nahrungsmittelindustrie weite Verwendung, zum Beispiel in Fertiggerichten, Tiefkühlpizzas, Fastfood-Produkten, Crackern, Chips, Süßigkeiten und Kuchen, Fettgebäck wie Krapfen und Frittiertem. Für diese Fette konnte nachgewiesen werden, dass sie Entzündungen verursachen, die Blutgefäße schädigen und damit das Risiko für Herz-Kreislauf-Erkrankungen und Diabetes erhöhen.
Die Weltgesundheitsorganisation (WHO) will den Einsatz von künstlich hergestellten Transfetten in der Nahrung bis 2023 weltweit so weit wie möglich reduzieren. Noch ist es in Deutschland nicht so weit. Bis zu einer merklichen Änderung der Produktionstechnologien zur Herstellung industrieller Fette oder bis zur Deklarationspflicht empfiehlt es sich also, diese Industrieprodukte zu meiden und Ihr Fettsäureprofil in Richtung »gesund« zu verschieben.

~ *Achten Sie beim Einkauf auf die Bezeichnungen wie »gehärtete Fette«, »teilgehärtete Fette«, »hydrierte Fette« und »teilhydrierte Fette«, dazu zählen Margarine, Bratfett.*
~ *Meiden Sie Produkte, die industriell hergestellte Fette verwenden: Frittiertes wie zum Beispiel Pommes, Chips, Tortilla-Chips, Donuts, Kuchen, Süßigkeiten, Kekse, Suppenwürfel, alle Arten von Fertig- und Halbfertigprodukten.*

PROTEINE: WICHTIGE BAUSTEINE DER ENERGIE-PLUS-ERNÄHRUNG

Die letzte der drei Nährstoffgruppen – neben Kohlenhydraten und Fetten –, aus denen sich unsere Nahrung zusammensetzt, sind die Proteine (Eiweiß). Sie bestehen aus Aminosäuren, die wir mit der Nahrung aufnehmen.

Was sind Aminosäuren?

Es gibt 21 verschiedene Aminosäuren, wobei neun davon essenziell sind, der Körper kann sie nicht selbst herstellen, sie müssen also mit der Nahrung aufgenommen werden. Aminosäuren sind die Baustoffe, aus denen der Körper seine Eiweiße herstellt. Diese benötigt er für so wichtige Aufgaben wie Muskelaufbau, Herstellung von Enzymen, Hormonen, Neurotransmittern, Transportproteinen, Immunstoffen, die Erbsubstanz DNA und zahlreiche weitere Stoffe des Körpers.
Die immense Bedeutung der Eiweißaufnahme im Kontext mit Erschöpfung wird hier deutlich, denn bei keiner der genannten Körperfunktionen sollte es zu Störungen kommen, sonst leidet das gesamte System und Energie will sich nicht einstellen.

Die wichtige Bedeutung der Muskeln für den Energiestoffwechsel über die darin zahlreich enthaltenen Mitochondrien haben wir schon kennengelernt. Muskeln brauchen zum Aufbau Proteine. Nicht umsonst legen Sportler großen Wert auf deren ausreichende Zufuhr. Deshalb ist es auch gerade im zunehmenden Alter extrem wichtig, auf den Erhalt der Muskulatur zu achten. Ist die Erschöpfung schon eingetreten, dann leistet der gezielte Einsatz von Proteinen einen wichtigen Beitrag auf dem Weg heraus aus dem Dilemma.

Dabei ist es wichtig zu wissen, dass auch in unseren »wohlgenährten« Zonen Mängel an meist mehreren Aminosäuren nicht selten sind. Das kann man mittels Blut- oder Urinuntersuchung beim Arzt/bei der Ärztin nachprüfen lassen. Angesichts der vielen verschiedenen Aufgaben, die Aminosäuren im Körper leisten, können sich Symptome von Aminosäuremängeln als eingeschränkte Immunleistung, Stimmungsprobleme, mangelnder Muskelaufbau oder Hormonstörungen zeigen.

Außerdem helfen uns Proteine – wie auch Fette –, den Insulinspiegel flach zu halten, was – wie wir gesehen haben – wichtig ist zum Erhalt der Energie (siehe *Seite 127*).

Im Rahmen einer Ernährungsumstellung muss man wissen, dass Eiweiße maßgeblich an der Entstehung des Sättigungsgefühls beteiligt sind: Der Drang zu essen hört erst auf, wenn wir pro Mahlzeit eine bestimmte Menge Eiweiß konsumiert haben. Wenn wir zu kohlenhydratreiche und eventuell auch zu fettreiche Nahrungsmittel essen, konsumieren wir unverhältnismäßig große Mengen an hochkalorischem Futter. Bis endlich die das Hungergefühl hemmende Proteinmenge erreicht ist, haben wir schon eine sehr große Menge an (im Zweifelsfall »schlechten«) Fet-

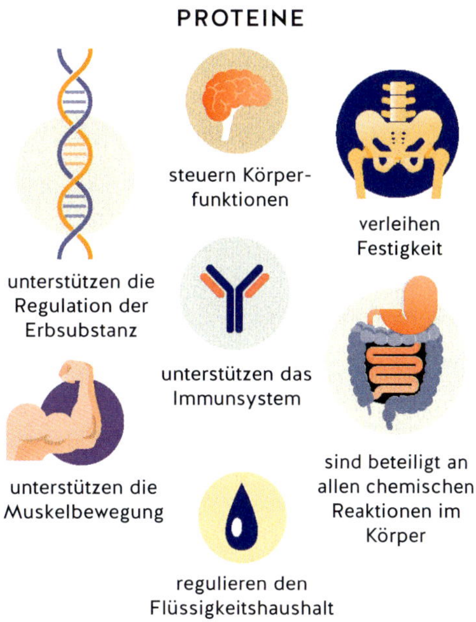
PROTEINE
steuern Körperfunktionen
verleihen Festigkeit
unterstützen die Regulation der Erbsubstanz
unterstützen das Immunsystem
unterstützen die Muskelbewegung
sind beteiligt an allen chemischen Reaktionen im Körper
regulieren den Flüssigkeitshaushalt

Lebensnotwendige Funktionen laufen in unserem Körper nur mithilfe von Proteinen ab. Abgebildet ist eine Auswahl dieser Funktionen.

ten und viele »leere« Kohlenhydrate zu uns genommen. Es gilt, sich nach eiweißreichen Nahrungsmitteln umzusehen und sie auf den Speiseplan zu nehmen!

Welche Proteine sind empfehlenswert?

Generell kann die nötige Menge an Eiweiß gut über tierische Lebensmittel aufgenommen werden. Das tierische Eiweiß ist dem unsrigen ähnlich und liefert eine ausgewogene Mischung an Aminosäuren. Der Trend geht allerdings weg vom übermäßigen Konsum tierischen Eiweißes. Hier spielen sowohl ideologische als auch ökologische Gesichtspunkte (Überfischung, Tierwohl, Energieressourcen) eine Rolle. Und auch medizinische: Die Zufuhr von tierischen Produkten kann die Entzündlichkeit im Körper erhöhen. Dieser Effekt scheint vor allem auf dem Konsum von minderwertigem und von unter den unschönen Bedingungen der Massentierhaltung produziertem Fleisch zu beruhen, dessen Konsum schon aus ethischen Gründen überdenkenswert ist. Deshalb muss vom Verzehr von Fleisch aus nicht-ökologischer Aufzucht und von sämtlichen Fleischerzeugnissen aus industrieller Herstellung (Wurstwaren) abgeraten werden.

Mittlerweile haben auch internationale Spitzenathleten, die sich vegan ernähren, unter Beweis gestellt, dass sportliche Spitzenleistungen von Tennis auf Weltrang-Niveau über Formel 1 bis hin zu Kraftsport auch vegan zu erzielen sind. Achten Sie für eine gut funktionierende Resorption der pflanzlichen Eiweiße auf ausreichend Magensäure (siehe *Seite 143*). Bei manchem sich vegan Ernährenden mag ein eventuelles Nährstoffdefizit an einem Magensäuremangel und einer infolgedessen verminderten Aufnahme liegen.

Gute pflanzliche Proteinquellen sind Hülsenfrüchte wie Linsen, Erbsen, Bohnen, Kichererbsen oder Lupine. Auch Ölsaaten (Sonnenblumen-, Kürbiskerne, Hanfsaat) sowie Nüsse und Mandeln liefern gutes pflanzliches Protein. Variieren und kombinieren Sie, so können Sie zunehmend Ihren Speiseplan zum Energie-Booster umstellen, die Rezepte ab *Seite 152* können Ihnen als Anregung dienen. Das pflanzliche Nahrungsmittel mit dem höchsten Gehalt an Protein ist Weizenkeime mit stolzen 34 Gramm Protein pro 100 Gramm, Hanfsaaten bringen es auf 30 Gramm. Zum Vergleich: 100 Gramm Rindfleisch liefert 21 Gramm Protein. Achten Sie darauf, die Proteine auf mehrere Portionen über den Tag verteilt zu essen, und variieren Sie. Dabei kommt dem Frühstück aus Sicht der Blutzucker-Insulin-Regulation eine besondere Bedeutung zu, es sollte auf alle Fälle eine Portion Eiweiß enthalten. Nichtvegan wären Schafquark mit Leinöl oder ein Frühstücksei eine Empfehlung.

Proteinpulver: Ohne tierische Produkte kann man neben den oben genannten proteinreichen pflanzlichen Lebensmitteln auch ein hochqualitatives Eiweißpulver ohne Zusatzstoffe und ohne Zucker- oder Süßstoffzusatz verwenden.
Auch im Sportbereich etabliert sich immer mehr die Verwendung pflanzlicher Proteinpulver. Dabei haben sich Kombinationen aus mehreren pflanzlichen Proteinen durchgesetzt, da die Pflanzen verschiedene Schwerpunkte bezüglich der Zusammensetzung der verschiedenen Aminosäuren haben. Bewährte Mischungen sind zum Beispiel Erbsen-, Hanf- und Reis- oder Kürbisprotein.
Hiermit lassen sich auch gute **»Unterwegs-Lösungen«** umsetzen, wenn Sie nicht zu Hause essen können. Kreieren Sie sich einen leckeren Proteinshake mit Proteinpulver und zum Beispiel Beeren und geben Sie einen Schuss guter pflanzlicher Fette hinzu (MCT-Öl, Leinöl, Arganöl, Hanföl, Walnussöl). Damit sind Sie gut und nachhaltig gesättigt und gut mit Nährstoffen versorgt. Proteinpulver können Sie auch in den Smoothie oder die Frühstücksbowl mischen oder zum Backen verwenden.
Empfohlen sind Mengen von 1,5 Gramm Protein pro Tag und Kilogramm Körpergewicht. Zu beachten ist, dass alle Aminosäuren in mindestens ausreichender Menge vorhanden sein müssen, die üblichen Empfehlungen liegen eher zu nieder. Denn fehlt eine Aminosäure für den Aufbau bestimmter Proteine, auch wenn sie nicht essenziell ist, stagniert die Produktion: Energie, Immunleistung, Stimmung und Muskelaufbau können relevant und spürbar leiden. Daher setzen Sie auf regelmäßige Eiweißzufuhr zur Stabilisierung Ihrer Leistungsfähigkeit und guten Laune. Ich empfehle Bio-Hanf-Proteinpulver aus Deutschland oder Österreich.

WAS SOLL ICH DENN JETZT ESSEN? ALLES VERWIRREND

Nein, eigentlich nicht. Es stimmt zwar, dass es viele Ernährungsempfehlungen gibt und gab, die zum Teil widersprüchlich sind. Dabei muss man sich vor Augen halten, dass Studien zur Untersuchung der Auswirkung der Ernährungsweise auf das individuelle Risiko naturgemäß in vielen Punkten schwer auswertbar sind, weil die Untersuchungsbedingungen schlecht kontrollierbar sind und die Ergebnisse nur unzureichend auf größere Bevölkerungsgruppen übertragen werden können.
Nichtsdestotrotz konnten einige der seit Langem geltenden Ernährungsempfehlungen inzwischen widerlegt werden – auch wenn die Fachgesellschaften mit der Anpassung ihrer Empfehlungen noch hinterherhinken: Das lange Zeit als angeblicher Grund für hohes Cholesterin geächtete Ei ist nun auch in

Deutschland rehabilitiert. Und wir wissen jetzt auch offiziell, dass Fruktose nicht gut ist für Diabetiker (für die anderen auch nicht), dass brauner Zucker nicht besser ist als weißer, dass Fett nicht fett macht und Milch den Knochen nicht stärkt.
Für mich bricht sich auch hier eine Bio-Logik Bahn: Bei näherer Betrachtung der verschiedenen Erkenntnisse zum Zusammenhang zwischen Ernährung und Gesundheitseffekten liegt das Problem in der industriellen Produktion und Verarbeitung von Nahrungsmitteln sowie im zu hohen Konsum von tierischen Produkten (hier auch wieder insbesondere die industriell verarbeiteten).

Zusammenfassend heißt das

Die hier dargelegten Empfehlungen lassen sich auf der Basis diverser Ernährungsbeobachtungsstudien vereinen:

- *Orientieren Sie sich an einer möglichst natürlichen Ernährungsweise mit wenig industriell verarbeiteten Lebensmitteln.*
- *Schränken Sie den Konsum »schneller« Kohlenhydrate ein.*
- *Essen Sie weniger tierische Produkte.*

Die Energie-plus-Ernährung für erschöpfte und energiearme Menschen ist eine Ernährung, die

- *gut verdaulich ist und den Darm nicht belastet.*
- *nicht über die Zucker-Insulin-Adrenalin-Stressregulation Kräfte raubt (siehe Seite 127).*
- *gesunde Fette und ausreichend Proteine enthält.*
- *frisch, pflanzenbasiert, vitalstoffreich ist.*
- *ein begrenztes Maß an tierischen Produkten enthält.*
- *mit so wenig Zusatzstoffen wie möglich auskommt.*
- *aus biologisch, frisch und regional angebauten Produkten besteht.*
- *keine Allergene, den Stoffwechsel belastende oder unverträgliche Bestandteile enthält.*
- *sich möglichst am Biorhythmus anlehnt und eine regelmäßige Nahrungsaufnahme vorsieht.*

Damit ist das ganze Thema doch recht übersichtlich und einfach zu Ihren gesundheitlichen Gunsten veränderbar.

Das Prinzip der Rhythmisierung bei der Ernährung

- *Planen Sie voraus: Wann und wo kaufe ich frische, unverarbeitete Lebensmittel ein?*
- *Legen Sie Zeiten für regelmäßige Mahlzeiten fest und halten Sie sich auch daran. Warten Sie nicht, bis der blinde Hunger kommt. Auch wenn Sie sich im Lauf eines langen arbeitsamen Bürotags in einem gesunden Fasteninterval wähnen: Wenn dann doch Konzentrati-*

onsprobleme und Heißhunger auftreten, greift man schnell zu Keksen und Ähnlichem, statt sich etwas zu kochen oder ein gutes Bio-Bistro zu suchen. Und man rechtfertig sich damit, dass man ja schon so lange nichts mehr gegessen hat ... Ihr eigenes Gehirn belohnt Sie dafür mit Dopamin, alles fühlt sich gut an, die »Notfall«-Lage entspannt sich. Der Mechanismus der Suchtentstehung ist bei Zucker ganz ähnlich wie bei Drogen.

- *Starten Sie morgens mit dem richtigen Essen, um nicht in die Zuckerspirale zu geraten.*
- *Halten Sie die richtigen Lebensmittel verfügbar: So kommen Sie nicht in Versuchung, im Akutfall auf die überall angebotenen Produkte von Weißmehl-Bäckereien, Kaffeeständen und Fastfood-Anbietern zurückgreifen zu müssen. Denn dort sind Ihnen eine ordentliche Portion Transfette und schnelle Kohlenhydrate gewiss.*

SCHRITTE DER VERÄNDERUNG – SELBSTACHTSAMKEIT

Wenn es Ihnen wieder mal passiert ist, dass die Gummibärchen Sie angesprungen haben: Verurteilen Sie sich nicht. Rückfälle kommen vor. Wandeln Sie die Situation in eine Chance zur nachhaltigen Veränderung. Rekapitulieren Sie, was an diesem Tag »schieflief«.

- *Was haben Sie gefrühstückt?*
- *Wann waren die weiteren Essensaufnahmen?*
- *Haben Sie eine Mahlzeit gegessen, die von den Kriterien der Energie-plus-Ernährung abgewichen ist?*
- *Haben Sie etwas Kleines zwischendurch gegessen?*
- *Gab es Situationen, die körperliche oder psychische Extra-Energie gefordert haben?*
- *Ziehen Sie eine Bilanz, um die auslösenden Faktoren am nächsten Tag meiden zu können. Besinnen Sie sich wieder auf die Rhythmisierung (siehe Seite 140). Nehmen Sie den Fokus ins Mindset auf. Machen Sie am nächsten Tag unbeirrt mit dem nächsten Schritt weiter.*

- *Nehmen Sie regelmäßige Mahlzeiten zu sich.*
- *Vermeiden Sie Snacks zwischendurch.*

Immer gilt

Vertrauen Sie auf Ihr Bauchgefühl! Aber seien Sie experimentierfreudig und wagen Sie den Stoffwechselversuch mit den hier vorgestellten Energie-Ernährungs-Anregungen. Vier Wochen lang kann man alles hinbekommen – danach kennen Sie sich und Ihren Stoffwechsel auf alle Fälle besser. Wenn Sie nichts ändern, bleibt alles beim Alten. Glauben Sie daran, dass Veränderung möglich ist und dass Sie es in der Hand haben. Denn Ihr Körper ist ein reaktionsfähiges System mit dem ganz starken Willen, gesund zu bleiben oder zu werden. Sie können es beeinflussen, im Guten wie im Schlechten. Wagen Sie eine Ernährungsveränderung, falls Ihre derzeitige Ernährung von den Empfehlungen hier abweicht. Tun Sie es, es lohnt sich.

Maximale Energie- und Nährstoffausbeute durch gute Verdauung

Die Ernährung soll uns Kraft geben durch die Aufnahme von Energie (Kalorien), die im Organismus in die Energiewährung ATP umgewandelt wird (siehe *Seite 47*). Und sie muss uns mit allen wesentlichen Vitalstoffen wie Vitaminen, Mineralstoffen, Spurenelementen, essenziellen Fett- und Aminosäuren sowie sekundären Pflanzenstoffen versorgen. Die Aufnahme von Kalorien ist auch mit einer Weißmehlsemmel zu erreichen. Diese liefert uns aber kaum Nährstoffe, im Gegenteil: Der Abbau der leeren Kohlenhydrate raubt unserem Körper sogar noch Vitalstoffe. Wie können wir unsere Verdauung unterstützen und die bestmögliche Energieausbeute erzielen? Wenn vom Bissen bis zum Stuhlgang alles so läuft, wie es die Natur vorgesehen hat, dann sollte die Aufschlüsselung der Nahrungsbestandteile, deren Aufnahme in den Körper und die Ausscheidung der nicht resorbierbaren Stoffe optimal funktionieren.
Werfen wir deshalb einen Blick auf die verschiedenen Stufen der Verdauung.

STUFE 1: GUT GEKAUT IST HALB VERDAUT

Gutes Kauen ist die erste Stufe einer gesunden, uns energetisch nicht belastenden Ernährung. Die mechanische Zerkleinerung der Nahrung ist unabdingbar, um die weiteren Verdauungsschritte zu ermöglichen. Kauen sorgt für die Vorverdauung durch das Enzym Amylase im Speichel und gibt den Impuls für die Ausschüttung weiterer Verdauungsenzyme. Kauen wirkt sich direkt auf das Mikrobiom aus und stellt somit einen wichtigen gesund erhaltenden Aspekt dar.

Hier können Sie einen ersten Schritt von enormer Bedeutung tun: Kauen geht ganz einfach, kostet nichts und hilft dabei, Stress zu reduzieren. Ausgiebiges Kauen ist meditativ und hilft bei der bewussten Rhythmisierung. Und wenn man so will, ist es auch noch im Bereich »Bewegung« wirksam.
Am Kauvorgang ist unter anderem der Vagus-Nerv beteiligt, den wir schon von der – wünschenswerten – parasympathischen Regulation kennen (siehe *Seite 40*). Er versorgt die Kaumuskulatur motorisch, reguliert die Verdauung und liefert darüber hinaus sogar noch Geschmacksempfinden vom Zungengrund. Wir erinnern uns: »rest and digest!« (siehe *Seite 114*).
Somit ist Kauen die Voraussetzung für eine ungestörte Verdauung, fördert die Aufnahme von Nähr- und Vitalstoffen im Darm und verringert Gär- und Fäulnisprozesse, die sich als Blähungen und Völlegefühl unangenehm bemerkbar machen.

Tipp

Ein Sättigungsgefühl tritt in der Regel erst nach 15 Minuten Kautätigkeit ein. Wenn Sie jeden Bissen lange kauen, sind Sie schon nach einer kleineren Portion satt. Da kann ein Schnellesser schon viel Nahrung aufgenommen haben, ohne das Sättigungsgefühl erreicht zu haben.

STUFE 2: DER MAGEN

Im Magen wird der Speisebrei mit Magensaft vermischt, Proteine (Eiweiße) werden durch Enzyme gespalten. Die Magensäure hat zudem eine wichtige Funktion zur Abwehr von Infektionen, indem sie Keime im sauren Milieu abtötet. Ein gesunder Magen hat einen sauren pH-Wert von etwa 2. Bei diesem Wert hat das eiweißspaltende Enzym Pepsin sein Funktionsoptimum. Ist der Magen zu sauer oder zu alkalisch, kommt es zu Funktionseinbußen der Enzyme.

Energiemangel durch Mangel an Magensäure?

Alle reden von zu viel Magensäure, viele schlucken Magensäureblocker. Nicht selten ist das Problem aber zu wenig Säure. Stress und eine Erschöpfung der Nebennieren wirken sich hier aus. Schätzungen zufolge hat jeder zweite über 50 einen Magensäuremangel – ich denke, dass noch viel mehr davon betroffen sind.
Die Symptome von zu viel und zu wenig Magensäure können sich ähneln. Ist der Mageninhalt zu alkalisch (hat er also zu wenig Säure), ist die Enzymwirkung beeinträchtigt: Die Proteine können nur eingeschränkt aufgespalten und resorbiert werden und führen über Gärprozesse im Darm zu Verdauungsbeschwerden wie Unwohlsein, Völlegefühl nach dem Essen, Blähbauch und Blähungen.

Darüber hinaus schädigen die Zersetzungsprodukte die Darmschleimhaut, sodass letztlich das ganze Verdauungsgeschehen leidet. Dadurch kann es zu einer schlechten Resorption vieler wichtiger Stoffe kommen – mit durchaus ernst zu nehmenden Folgeerscheinungen bis hin zu Blutarmut, Osteoporose, Depressionen und Allergien. So kann die Blutbildung durch einen Mangel an Vitamin B_{12} und der Knochenaufbau durch Mangel an Mineralstoffen beeinträchtigt werden; der Mangel an Aminosäuren (die bei Aufspaltung der Proteine entstehen) beeinträchtigt das Immunsystem und den Aufbau von Botenstoffen im Gehirn.

Hinweise auf einen Magensäuremangel

Dies können zum Beispiel sein: Übelkeit, Völlegefühl nach dem Essen, Blähungen zwei bis drei Stunden nach dem Essen, aber auch das als typisch für ein Zuviel an Magensäure interpretierte »Aufstoßen«, außerdem können sich Vitalstoffmängel (Eisen, Kalzium, Zink, Vitamin A, Vitamin B_9, B_{12}) oder eine Besiedelung des Magens durch *Helicobacter pylori*-Bakterien zeigen.

Machen Sie den Test: Trinken Sie morgens direkt nach dem Aufstehen ein Glas Wasser, in dem Sie einen Teelöffel Bikarbonat aufgelöst haben.

- *Bei ausreichend Magensäure reagiert das Bikarbonat: Sie müssen innerhalb von höchstens fünf Minuten mehrmals rülpsen oder aufstoßen.*
- *Passiert nichts, weist das auf einen Mangel an Magensäure hin.*

So fördern Sie die Magensaftfunktion

- *Ein bis zwei Esslöffel Obst- oder Apfelessig am Morgen oder vor dem Essen einnehmen.*
- *Keine großen Flüssigkeitsmengen zum Essen trinken.*
- *Basische Kräuter und Gewürze wie Kümmel, Ingwer, Anis, Nelken, Basilikum, Koriander zum Essen geben. Es gibt auch fertige Kräutertinktur-Zubereitungen.*
- *Auch Vitamin C zum Essen kann die Magensaftproduktion unterstützen.*
- *Essen Sie vor jeder Mahlzeit einen Esslöffel Sauerkrautsaft oder fermentiertes Gemüse.*
- *Genießen Sie einen grünen Smoothie oder frisch gepressten Stangenselleriesaft vor dem Essen.*
- *Probieren Sie Betain-HCL-Kapseln (Apotheke) als Ersatz von Magensäure.*

Zu viel Magensäure vermeiden: Zu viel Zucker, Weißmehlprodukte, Milchprodukte, rotes Fleisch und Wurst, Kaffee und Alkohol können zu vermehrter Magensäure führen.

Enzyme unterstützen die Verdauung: Nehmen Sie vor den Mahlzeiten Bitterstoffe, Artischocke, Mariendistel, Löwenzahn (als Frischpflanze oder als Pulver, Extrakt aus dem Reformhaus) oder Papayakerne zu sich.

STUFE 3: DER DARM

Galle und Enzyme der Bauchspeicheldrüse, der Leber und des Darms spalten sehr spezifisch Nahrungsbestandteile in kleinere Bausteine auf, die dann in unteren Darmabschnitten durch die Bakterien weiter verdaut und resorbiert werden.
Diagnostisch kann man mittels Stuhlprobe feststellen, wie gut die jeweiligen Enzyme ihre Aufgaben erfüllen: Oft finden sich unverdaute Nahrungsbestandteile wie Eiweiß, Fett oder Kohlenhydrate im Stuhl, die eigentlich dort nicht auftauchen sollten.

ENERGIEVERLUST STOPPEN: BELASTENDE LEBENSMITTEL MEIDEN

Zur Verbesserung der Ernährungsenergiebilanz kann es nötig sein, Lebensmittel von Ihrem Speiseplan zu streichen, die Sie schwächen.
Lebensmittel können auf verschiedene Weise belasten: Es kann sich um allergische Reaktionen oder um Unverträglichkeiten bestimmter Inhaltsstoffe handeln. Es kann aber auch sein, dass Nahrung schlecht gekaut, im Magen schlecht vorverdaut oder im Darm schlecht resorbiert wird. Wenn wichtige Stoffe in der Nahrung zwar vorhanden sind, im Darm aber nicht aufgenommen werden können, kann es zu Mangelerscheinungen kommen. Verbleiben nicht resorbierte Stoffe im Darm, können diese in Gärung und Fäulnis übergehen: Verdauungsprobleme, Blähungen, Völlefühl sind die Folge. Manche Bestandteile unserer Nahrung können die Darmflora oder die Darmschleimhaut schädigen. So kann der Darm seinen Aufgaben immer weniger nachkommen.
Nicht immer ist es direkt spürbar, welche Nahrungsmittel man nicht verträgt. Oft sind die Reaktionen zeitverzögert, mal sind sie stärker, mal weniger stark, je nachdem in welcher Kombination das betreffende Nahrungsmittel konsumiert wird. Das erschwert es, herauszufinden, was genau stört oder belastet. Unverträgliche Lebensmittel können außer zu direkten Magen-Darm-Problemen auch zu sehr schwer zuordenbaren Symptomen wie Energiemangel, Müdigkeit, Kopfschmerzen, Schwindel, Konzentrationsstörungen, Hauterscheinungen bis hin zu Atemproblemen führen.
Meiden Sie deshalb für vier Wochen die Nahrungsmittel, die am häufigsten zu Beschwerden führen:

Tipp

Kleine-Schritte-Tipp Ernährung: Hören Sie auf Ihren Bauch. Wählen Sie diejenigen Nahrungsmittel aus, die Sie nach Bauchgefühl am wenigsten vertragen, und meiden Sie diese für vier Wochen.

- *Weizen und eventuell auch andere glutenhaltige Getreide*
- *Soja*
- *Kuhmilch und Kuhmilchprodukte*
- *Hefe*
- *Hühnerei*

Sie werden sehen: Es ist nicht so schwierig, probieren Sie es aus! Gut möglich, dass Sie allein dadurch schon einen merklichen Energiezuwachs verspüren.

Zusammenfassung

IHRE MODULE FÜR DIE 4-WOCHEN-ENERGIE-PLUS-ERNÄHRUNG

- *Orientieren Sie sich an den Slow-Carb-Kriterien.*
- *Verzichten Sie auf künstlich veränderte, verarbeitete und industriell hergestellte Nahrung.*
- *Essen Sie nichts Eingetütetes, Eingeschweißtes, künstlich Konserviertes.*

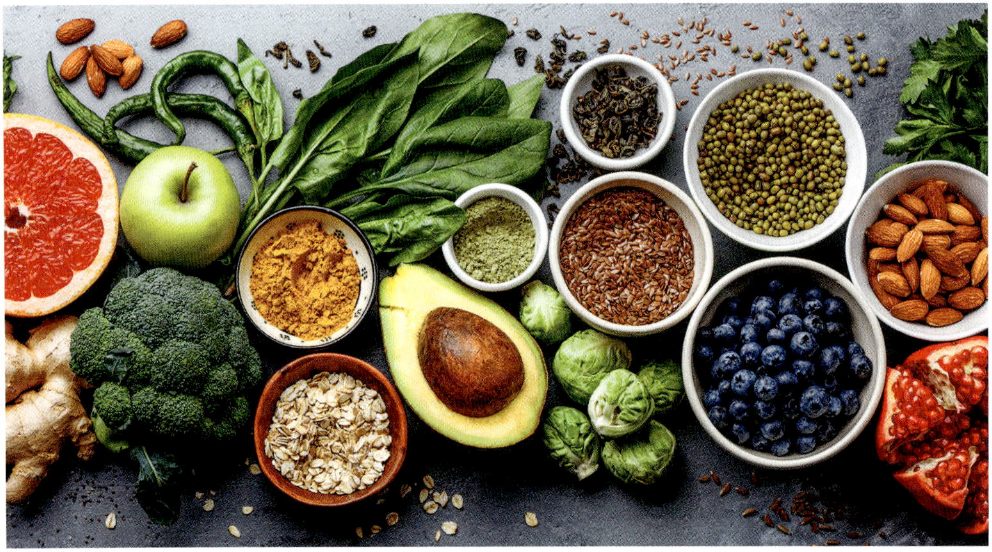

Eine Ernährung für mehr Energie ist überwiegend vegan und enthält saisonale und frisch zubereitete Lebensmittel aus Bioanbau, die reichlich Omega-3-Fettsäuren, Nüsse und Samen, lektinfreie Gemüsesorten enthalten. Verzichten Sie auf Gluten in Getreide, auf Kuhmilch, Soja und Hefe.

- *Essen Sie nur Lebensmittel, die verderben können, und essen Sie diese so frisch wie möglich.*
- *Essen Sie saisonal (das heißt nach Ende der Saison keine Äpfel aus Neuseeland).*
- *Überlassen Sie das Kochen nicht irgendeiner Industrieanlage, sondern bereiten Sie Ihre Mahlzeiten selbst aus unverarbeiteten, frischen, am besten biologisch erzeugten und lokal gewachsenen Lebensmitteln zu. Das muss nicht aufwendig sein, das geht auch für Berufstätige schnell und einfach.*
- *Reduzieren Sie tierische Produkte.*
- *Meiden oder reduzieren Sie vier Wochen lang Gluten, Kuhmilch, Soja, Hefe, eventuell Eier.*
- *Nutzen Sie Kokosjoghurt als pflanzlichen Joghurt-Ersatz.*
- *Wenn Sie nicht ganz auf Milchprodukte verzichten wollen, wählen Sie Milchprodukte von Schaf oder Ziege, denn sie enthalten A2-Beta-Casein anstelle des A1-Beta-Caseins in der Kuhmilch (A1-Beta-Casein ist schlechter verdaulich und führt eher zu immunologischen Problemen als A2-Beta-Casein).*
- *Um Kohlenhydrate zu reduzieren, kann der Anteil von Fett und Protein erhöht werden:*
- *Nutzen Sie großzügig natives Olivenöl als Zugabe zu den Speisen.*
- *Zum Anbraten Butterschmalz oder Kokosöl verwenden, Olivenöl nur für mildes Erhitzen.*
- *Fett zum Braten nicht mehrmals erhitzen.*
- *Meiden Sie Transfette (siehe Seite 136).*
- *Ergänzen Sie Ihre Salate und Gemüse mit Oliven, Leinsamen (geschrotet) oder Nüssen.*
- *Essen Sie Walnüsse, Haselnüsse oder Mandeln als Zwischenmahlzeit.*
- *Erhöhen Sie den Anteil an Omega-3-Fettsäuren, reduzieren Sie die Omega-6-Fettsäuren.*
- *Genießen Sie Ihre Mahlzeiten, essen Sie mit Genuss – und kauen Sie ausgiebig.*
- *Achten Sie auf die Magensäure (siehe Seite 143).*
- *Verzichten Sie beim Kochen auf Erhitzen über 40 Grad, probieren Sie hitzereduzierte Zubereitungen aus, das braucht nur etwas länger (ab 42 Grad reduziert sich der Gehalt an Antioxidanzien und Vitalstoffen).*
- *Steigern Sie den Rohkostanteil.*
- *Achten Sie auf eine ausreichende Zufuhr an pflanzlichen Proteinen, nutzen Sie gegebenenfalls zum Beispiel ein Hanf-Proteinpulver.*

In der Zusammenschau zeigt sich, wie auch in den anderen Kapiteln, insbesondere bei der Ernährung die ermutigende Erkenntnis: Bleiben oder werden Sie neugierig auf Ihren Körper, Ihre Gesundheit, die Biochemie dahinter und den faszinierenden Tatbestand, dass Sie jederzeit die große Chance haben, enormen Einfluss zu nehmen auf das, was in jeder Umfrage als Wichtigstes genannt wird: auf Ihre Gesundheit. Und natürlich als Basis von Gesundheit: auf Ihre Energie. Viel Spaß beim Experimentieren und viel Erfolg!

Rezepte für mehr Energie

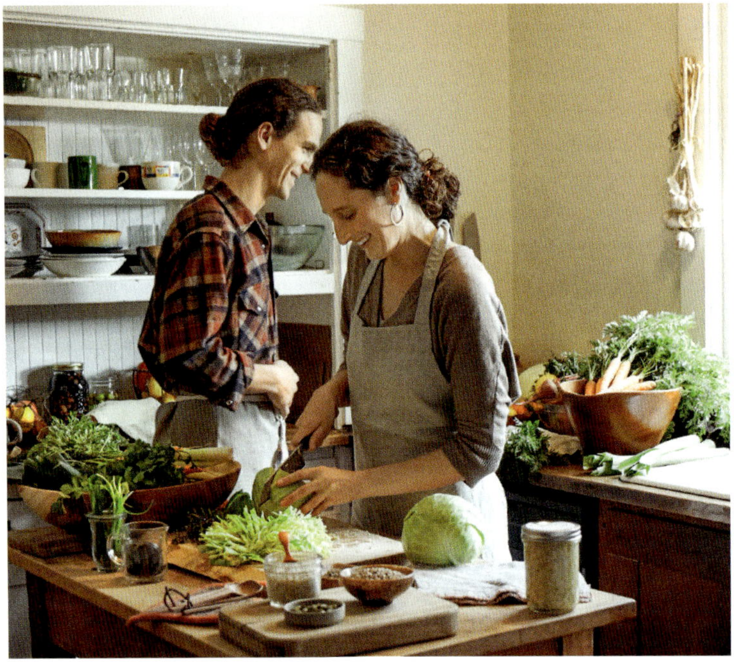

Ab Seite 152 finden Sie Rezepte nach den im Buch erläuterten Grundregeln der Energie-plus-Ernährung, das heißt vegetarisch oder vegan, mit wenig entzündungsfördernden Inhaltsstoffen, niedrigem glykämischem Index, wenig Getreide und wenig Lektinen.

Kurzanleitung zur Umsetzung der Rezepte

Es sind Rezepte für ein Frühstück, für sechs Smoothies sowie für sieben kalte und sieben warme Gerichte.

Ich empfehle Ihnen, während der vier Wochen die regelmäßige Einnahme von Mahlzeiten, mindestens drei, gegebenenfalls vier, zu den gleichen Zeiten einzuhalten. Das gilt auch, falls Sie abnehmen möchten, weil Sie um die Körpermitte zugenommen haben. Intervall-Fasten ist zwar eigentlich eine gute Idee, um abzunehmen, für erschöpfte Personen kann es aber kontraproduktiv sein. Halten Sie sich bis zur Erholung lieber an regelmäßige Essensabstände (inklusive Frühstück) und achten Sie auf alle Fälle auf Mahlzeiten mit niedriger glykämischer Last (siehe Seite 129).

Wenn Sie Durchschlafprobleme haben (typischerweise zwischen zwei und drei Uhr nachts), versuchen Sie eine weitere kleine Mahlzeit vor dem Zubettgehen (zum Beispiel einen kleinen Rest einer Mahlzeit oder nehmen Sie einfach einen Teelöffel MCT-Öl ein). Sie werden schnell merken, ob das der Grund für Ihre Schlafstörung war: Wenn Sie dann nämlich wie durch ein Wunder durchschlafen können. Nächtlicher Unterzucker kann in erschöpften Zuständen auftreten, sollte sich aber im Lauf der Regeneration zurückbilden.

Sie können mit den folgenden Tipps die Rezepte ab Seite 152 variieren und sich für das 4-Wochen-Programm einen Speiseplan vorbereiten.

FRÜHSTÜCK

Es sollte jeweils enthalten:

- *Grüner Smoothie (Vitalstoff-Booster).*
- *Gute pflanzliche Öle (eingeweichte Leinsamen, Hanfsamen) und/oder 1 EL Leinöl*
- *»Energie-plus-Ballaststoffmix« (siehe Seite 117).*
- *Und/oder Schafquark als gute Proteinquelle mit 1 EL hochwertigem Leinöl (ich empfehle Milch und Milchprodukte von Schaf und Ziege, denn sie enthalten vorwiegend das A2-Beta-Casein, das leichter verdaulich ist als das A1-Beta-Casein in Kuhmilch).*
- *1 TL Algenöl, schadstoffkontrolliert, mit mindestens 2 000 Milligramm Omega-3-Fettsäuren.*
- *Gelegentlich Ei: Bei Verwendung mehrerer Eier, zum Beispiel als Omelett (ohne Mehl), eventuell bei einem Teil der Eier nur die Eigelbe verwenden.*
- *Empfehlenswert: 1 EL MCT-Öl (wird gewonnen vor allem aus Kokosöl) zur Reduktion des Insulinspiegels.*
- *Eventuell Zugabe von Hanfproteinpulver zum Smoothie wegen seines lang anhaltenden Sättigungseffekts, auch als Zwischenmahlzeit möglich.*

Tipp

Meiden Sie für 4 Wochen:

~ Transfette

~ Verarbeitete, konservierte Lebensmittel

~ Lebensmittel mit hoher glykämischer Last (Kartoffeln, Nudeln, Reis).

~ Kuhmilchprodukte (siehe Seite 149; Laktose ist auch in Schaf- und Ziegenkäse enthalten. Bei einer Casein-Unverträglichkeit sind alle tierischen Milchprodukte zu vermeiden).

~ Sojaprodukte, außer fermentiertes Soja wie Miso, Sojasoße.

~ Gluten und Lektine reduzieren oder weglassen (vor allem bei Vorliegen einer Autoimmunkrankheit).

BAUKASTEN FÜR EIGENE SMOOTHIE-REZEPTE

Basis-Grün: Grünkohl, Blattspinat, Romanaherzen, Wirsing, Spitzkohl, Pak Choi, Rotkohl, Brunnenkresse, Rucola, Fenchel, Stangensellerie, Mangold, Radieschen mit Grün, Feldsalat, Kohlrabi, Portulak
Wildkräuter: Spitzwegerich, Brennnesseln, Löwenzahn, Gänseblümchen, Giersch
Ergänzende Kräuter: Petersilie, Basilikum, Koriander
Obst: Beeren, Apfel, Kiwi, Birne (mit körnigem Fruchtfleisch), Aprikose, Nektarine, Pfirsich, Avocado, Grapefruit, ½ Banane
Würzende Zugaben: Ingwer, Limette/Zitrone (entweder am Stück oder die Schale), Zitronengras, Kurkuma (in Kombination mit etwas Pfeffer), Zimt, Kardamom, Vanille oder Safran
Flüssigkeit: Wasser, Kokosmilch ungesüßt, Grüntee
Zusatz: 1 EL eingeweichter Leinsamen und/oder 1 EL geschälte Hanfsamen, eingeweichte Nüsse, evtl. Haferflocken (eingeweicht)
Öl: 1 EL Leinöl, 1 EL Kokosfett, 1 EL MCT-Öl, 1 EL Olivenöl (kaltgepresst, extra vergine), 1 TL Weizenkeimöl (Vitamin E)

VIERTE MAHLZEIT

Genießen Sie je nach Vorliebe

- *einen grünen Smoothie (eventuell mit Proteinpulver, siehe Seite 139)*
- *den Energie-plus-Ballaststoffmix von Seite 117*

am besten unter Zugabe von 1 EL MCT-Öl.

MITTAG-/ABENDESSEN

- *Schwerpunkt Gemüse: bio, regional, saisonal*
- *Tierische Produkte reduzieren (Reduzierung der Säurebildung, Verminderung von Entzündungsförderung, Vermeidung von Transfetten aus verarbeiteten Produkten wie Wurst), Schaf-/Ziegen-Produkte zulässig (siehe Seite 149).*
- *Getreide reduzieren, auch die Pseudogetreide wie Buchweizen, Quinoa oder Amarant zur*

Reduktion der glykämischen Last und der Lektine.

- *Olivenöl großzügig zugeben (enthält einfach-ungesättigte Fettsäuren und Antioxidanzien (helfen gegen freie Radikale), reduziert glykämische Last).*
- *Hülsenfrüchte wie Linsen, Erbsen, Bohnen: gute pflanzliche Proteinquelle (im Dampfdrucktopf garen zur Reduktion der Lektine).*
- *Hüttenkäse, Feta, Büffel-Mozzarella: gute tierische Proteinquellen.*
- *1 EL MCT-Öl (siehe Seite 149).*

LEKTINE MÖGLICHST MEIDEN

Pflanzen produzieren Lektine, um sich gegen Fressfeinde zu schützen. Lektine gehören zu den Proteinen. Lektinhaltige Nahrungsmittel (zum Beispiel Gurken, Tomaten, Zucchini oder Kürbis) können eine nachteilige Wirkung auf unsere Darmflora ausüben. Versuchen Sie, diese Stoffe zu meiden, wenn der Darm bereits geschädigt ist, wenn Sie Darmbeschwerden haben und wenn Sie den Darm entlasten möchten. Auch wenn man bei Durchsicht der lektinhaltigen Nahrungsmittel zunächst denkt, es bleibe nichts mehr übrig: Die nähere Beschäftigung zeigt jedoch, dass man sehr gut auch ohne oder mit weniger Lektinen abwechslungsreich essen kann. Zumal beim Kochen der entsprechenden lektinhaltigen Lebensmittel (vor allem im Dampfdrucktopf), beim Einweichen von getrockneten Hülsenfrüchten, beim Fermentieren lektinhaltiger Gemüsesorten wie auch bei langem Gehen von Teig und beim Keimen Lektine zerstört werden.
All das sind übrigens Zubereitungsarten, die früher üblich waren. Weil sie zeitaufwendiger sind, passen sie für viele nicht mehr in den heutigen Alltag. Der veränderte Lebensstil und insbesondere die veränderte Lebensmittelherstellung könnten zumindest eine Teilerklärung sein, warum sich Darmprobleme in der modernen Gesellschaft häufen. Gegebenenfalls können sie auch durch Lektine verursacht werden.

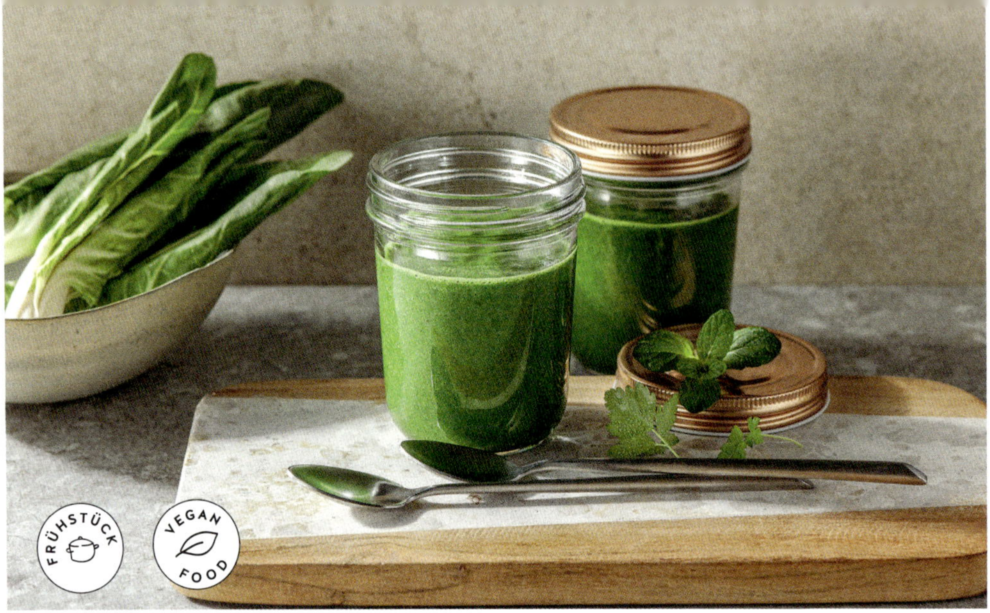

GRÜNER MANGOLD-SMOOTHIE

Konsumieren Sie den Smoothie am besten sofort und geben Sie noch 1 EL MCT-Öl dazu.

Für 2 Gläser (à 250 ml) • 10 Min. Zubereitung
Pro Portion ca. 100 kcal, 3 g E, 1 g F, 19 g KH

200 g Mangoldblätter (ohne Stiele) • 100 g Salatgurke • 1 Banane • 6 Stängel Petersilie • 1 Zweig Minze • 2 EL Zitronensaft • 150 ml Apfelsaft • 2 Msp. gemahlene Vanille

1. Mangold waschen, dicke Mittelrippen entfernen und Blätter grob schneiden. Die Gurke putzen, waschen und in große Stücke schneiden. Banane schälen und in Stücke zerteilen. Petersilie und Minze abbrausen, trocken schütteln und samt Stielen grob schneiden.

2. Erst den Mangold, danach Gurke, Banane und Kräuter in den Mixbehälter geben. Zitronensaft, Apfelsaft und Vanille zugeben und alles glatt pürieren. Falls die Konsistenz zu dick ist, noch etwas kaltes Wasser untermixen. Den Smoothie auf zwei Gläser verteilen. Alternativ in ein Schraubglas füllen und mitnehmen.

Energie-plus-Tipp

Zur Reduzierung der Lektine die Salatgurke, zur Reduzierung des glykämischen Index den Apfelsaft weglassen.

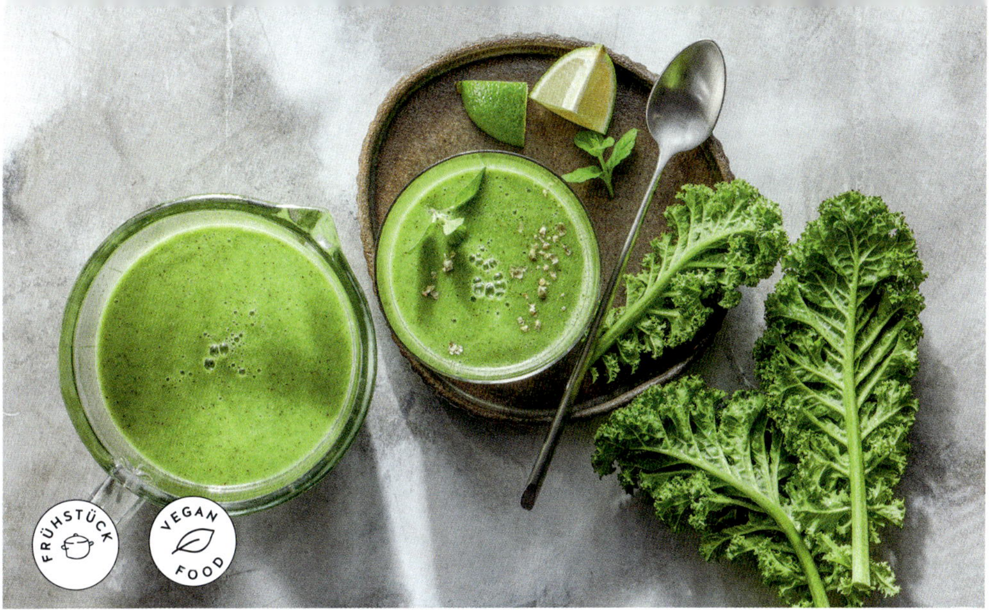

GRÜNKOHL-SMOOTHIE

Grünkohl gehört zu den Vitamin-C- und Betacarotin-reichsten Gemüsen. Verwenden Sie ihn deshalb öfter.

Für 4 Personen • 15 Min. Zubereitung
Pro Portion ca. 110 kcal, 2 g E, 7 g F, 12 g KH

5–6 Grünkohlblätter (ca. 100 g geputzter Grünkohl) • 500 ml Kokoswasser • 2 Kiwis • 100 g Avocadofruchtfleisch • 8–10 Minzeblättchen • Mineralwasser (bei Bedarf) • grüner Pfeffer • Salz • 2–3 TL Agavendicksaft • Limettensaft

1. Die Grünkohlblätter putzen, alle harten Rippen entfernen. Die Blätter grob zerkleinern, waschen und trocken schleudern. Den Grünkohl mit dem Kokoswasser im Mixer so fein wie möglich zerkleinern.

2. Die Kiwis schälen und mit der Avocado und der Minze zum Grünkohl geben, dann alles nochmals mixen. Falls der Smoothie zu dick ist, etwas Wasser dazugeben.

3. Den Smoothie mit grünem Pfeffer, Salz und/oder 2–3 TL Agavendicksaft und etwas Limettensaft abschmecken.

Energie-plus-Tipp

Zur Reduzierung des glykämischen Index das Kokoswasser ersetzen durch ungesüßte Kokosmilch, den Dicksaft weglassen.

KOHLRABI-APFEL-CREAMY

Kohlrabi enthält wie alle Kohlsorten Senfölglykoside, die eine leichte antibakterielle Wirkung haben.

Für 2 Gläser (à 350 ml) • 10 Min. Zubereitung
Pro Portion ca. 140 kcal, 3 g E, 8 g F, 17 g KH

---

2 Blätter Kopfsalat (ca. 50 g) • ½ kleiner Kohlrabi mit Grün (ca. 150 g) • 1 kleiner Apfel (z. B. Elstar) • 1 EL Haselnussmus • 2 TL Zitronensaft • 250 ml Kokoswasser (oder stilles Mineralwasser) • ½ TL mildes Currypulver • 2 TL Apfeldicksaft • einige Gänseblümchen (nach Belieben)

---

1. Salat putzen, waschen, grob schneiden. Kohlrabi schälen und raspeln, die Blätter waschen, grob schneiden. Den Apfel waschen, vierteln, entkernen, in Stücke schneiden.

2. Zuerst Salat, Gemüse und Obst in den Mixbehälter geben. Haselnussmus, Zitronensaft und Kokoswasser hinzufügen und alles cremig pürieren.

3. Currypulver und Apfeldicksaft untermixen. Den Smoothie in Gläser verteilen, Gänseblümchen darüberstreuen und servieren.

Energie-plus-Tipp

Zur Reduzierung des glykämischen Index das Kokoswasser ersetzen durch ungesüßte Kokosmilch. Den Apfeldicksaft weglassen.

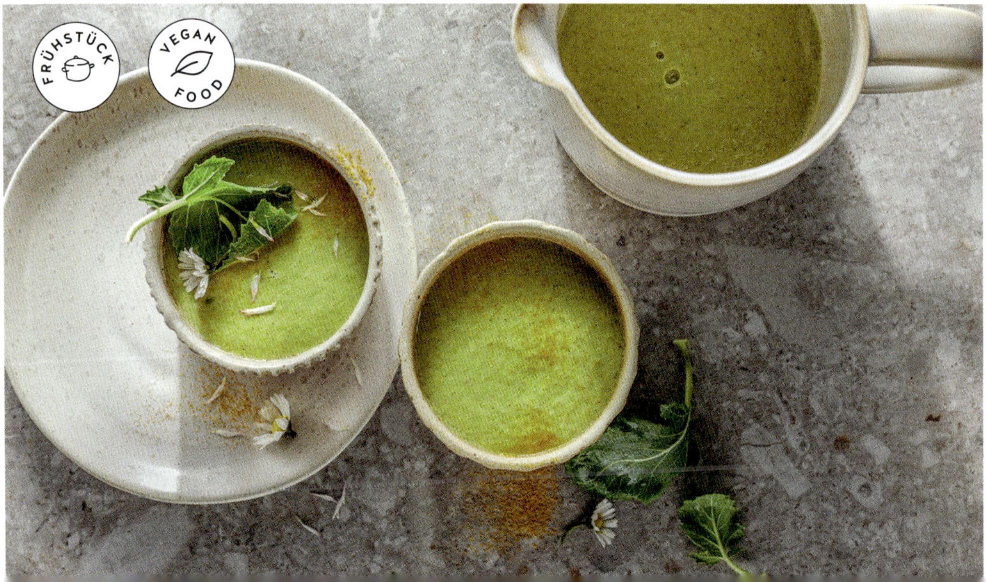

WEISSER POWER-SMOOTHIE

Verwenden Sie vorzugsweise Birnen mit körnigem Fruchtfleisch, sie sind besser bekömmlich.

Für 2 Gläser (à 350 ml) • 10 Min. Zubereitung
Pro Portion ca. 500 kcal, 14 g E, 39 g F, 23 g KH

2 sehr frische Eier (M) • 3 EL Kokosöl • 1 Stück Ingwer (ca. 1 cm lang) • 1 EL Mandelmus • ½ TL Chiasamen • 2 EL Zitronensaft • 250 ml Milch • 1 kleine Banane • 1 Birne

1. Die Eier und das Kokosöl in den Mixbehälter geben. Den Ingwer schälen, fein würfeln und mit Mandelmus, Chiasamen und Zitronensaft hinzufügen. Die Hälfte der Milch angießen und alles zunächst auf kleiner, dann auf höchster Stufe glatt pürieren.

2. Die Banane schälen und in grobe Stücke schneiden. Die Birne waschen, den Stiel entfernen, samt Schale und Kernen in Stücke teilen. Banane und Birne zu den anderen Zutaten in den Mixbehälter füllen, mit der übrigen Milch aufgießen und so lange weitermixen, bis die Konsistenz sämig ist.

Energie-plus-Tipp

Um Kuhmilchprodukte zu vermeiden, die Milch ersetzen durch ungesüßte Kokosmilch, alternativ durch Wasser oder Grüntee.

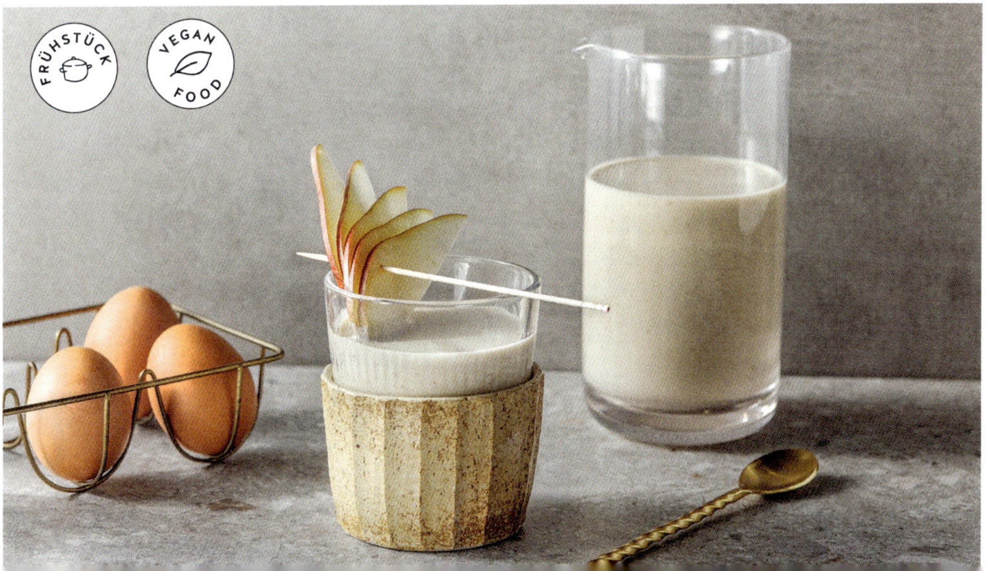

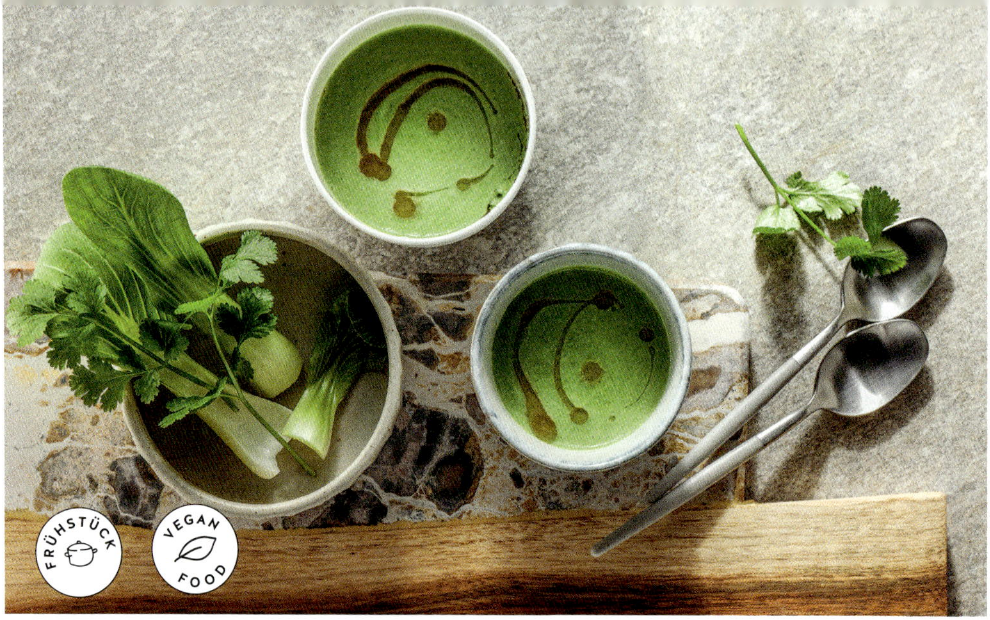

ASIA-PAK-CHOI-SMOOTHIE

Den Pak Choi können Sie auch durch die gleiche Menge Chinakohl ersetzen. Beide Gemüse sind nah verwandt.

Für 2 Personen • 15 Min. Zubereitung
Pro Portion ca. 260 kcal, 5 g E, 21 g F, 11 g KH

---

150 g Baby-Pak-Choi • 4 Stängel Koriandergrün • ½ Banane • 2 Stangen Staudensellerie mit Grün (ca. 100 g) • 1 Stängel Zitronengras • 1 Stück Ingwer (ca. 2 cm lang) • 2 EL Limettensaft • 200 g Kokosmilch • Salz, Pfeffer • ½ TL dunkles Sesamöl

---

1. Den Pak Choi putzen, waschen und den Strunk entfernen. Die Blätter und das Weiße in Streifen schneiden. Das Koriandergrün abbrausen, trocken schütteln und die Blättchen abzupfen. Die Banane schälen, grob schneiden. Den Sellerie putzen, waschen und in grobe Stücke schneiden. Vom Zitronengras die äußeren, harten Hüllblätter entfernen und das Innere der unteren 10 cm fein hacken. Den Ingwer schälen und fein würfeln.

2. Erst den Pak Choi, das Koriandergrün und die Banane, danach den Sellerie samt Grün, das Zitronengras, den Ingwer und Limettensaft in den Mixbehälter geben. Die Kokosmilch und 50 ml kaltes Wasser dazugießen und alles cremig-fein pürieren. Den Drink mit etwas Salz und Pfeffer würzen. Auf Gläser verteilen und mit etwas Sesamöl beträufeln.

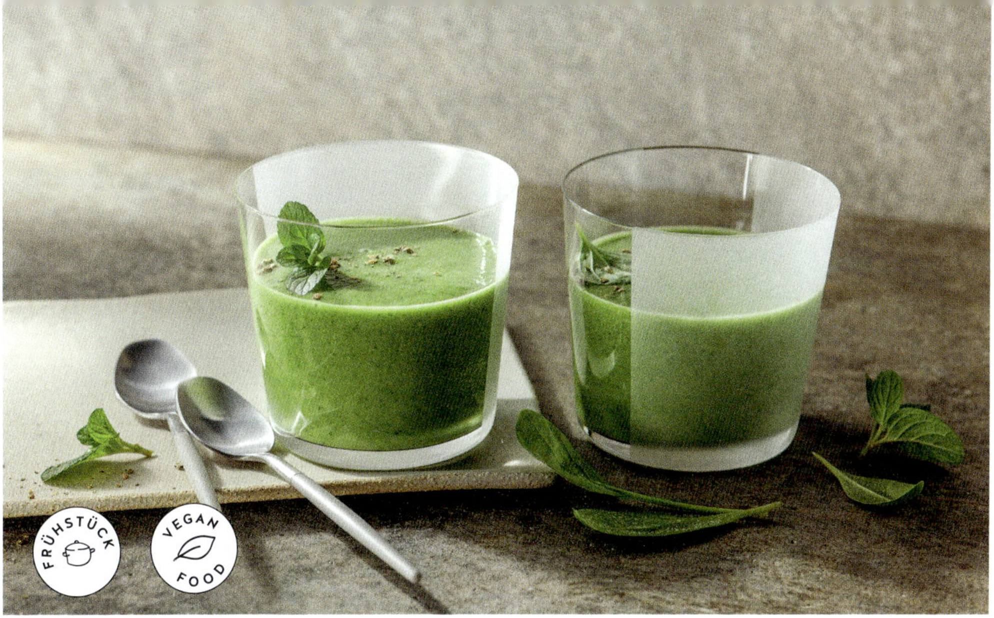

GRÜNER SPINAT-SMOOTHIE

Wenn Sie kein Fan von scharfen Gerichten sind, lassen Sie die Chilischote weg.

Für 4 Personen • 25 Min. Zubereitung
Pro Portion ca. 230 kcal, 3 g E, 14 g F, 19 g KH

50 g junger Blattspinat • 1 Bund glatte Petersilie • 1 Bund Schnittlauch • 8 große Minzeblätter • ¼ Salatgurke • 1 Stange Staudensellerie • 1 grüne Chilischote • 1 reife Avocado • 1 Bio-Limette • 600 ml Apfelsaft • Salz • grüner Pfeffer

1. Spinat verlesen, waschen und abtropfen lassen. Petersilie, Schnittlauch und Minzeblätter abbrausen und mit dem Spinat grob hacken. Salatgurke schälen und würfeln. Staudensellerie waschen und klein schneiden. Chilischote entkernen und grob würfeln. Das Avocadofruchtfleisch aus den Schalen heben. Schale und Saft der Limette sofort zur Avocado geben.

2. Alle Zutaten in einem hohen Becher mit dem Apfelsaft fein-cremig pürieren. Mit Salz und grünem Pfeffer abschmecken.

Energie-plus-Tipp

Zur Reduzierung der Lektine die Salatgurke weglassen. Zur Reduzierung des glykämischen Index den Apfelsaft ersetzen durch einen halben klein geschnittenen Apfel.

GREEN OVERNIGHT-OATS

Peppen Sie die Oats auf, indem Sie mit den Haferflocken noch Leinsamen oder Hanfsamen untermischen.

Für 4 Personen
20 Min. Zubereitung • 8 Std. Quellen
Pro Portion ca. 345 kcal, 9 g E, 10 g F, 51 g KH

---

200 g junger Blattspinat
1 große Stange Staudensellerie mit Grün (ca. 100 g)
2 Bananen
400 ml Mandeldrink (ungesüßt)
2 TL Limettensaft
¼ TL gemahlene Vanille
1 EL flüssiger Honig (nach Belieben)
160 g kernige Haferflocken
125 g Himbeeren
125 g Heidelbeeren
4 EL Kokos-Chips

---

1. Für das Müsli den Spinat verlesen, waschen, trocken schleudern und grobe Stiele abknipsen. Staudensellerie waschen, putzen und in Scheiben schneiden, das Selleriegrün grob schneiden. Eine Banane schälen und in Scheiben schneiden.

2. Spinat, Sellerie und Selleriegrün mit Bananenscheiben, Mandeldrink, Limettensaft, Vanille und nach Belieben mit Honig in einen hohen Rührbecher oder den Mixbehälter geben. Erst alles auf kleiner, dann auf höchster Stufe mit dem Pürierstab oder im Standmixer fein pürieren. Die Haferflocken unterrühren. Die Mischung in eine Schüssel füllen und abgedeckt 6–8 Std. (über Nacht) im Kühlschrank quellen lassen.

3. Für das Topping die Beeren verlesen und kurz abbrausen. Die zweite Banane schälen und schräg in Scheiben schneiden.

4. Die Oats zu gleichen Teilen in vier Schälchen geben. Mit Bananenscheiben und Beeren garnieren und alles mit Kokos-Chips bestreuen. Sofort servieren.

Energie-plus-Tipp

Zur Reduzierung des glykämischen Index den Honig weglassen und die Bananenmenge halbieren.

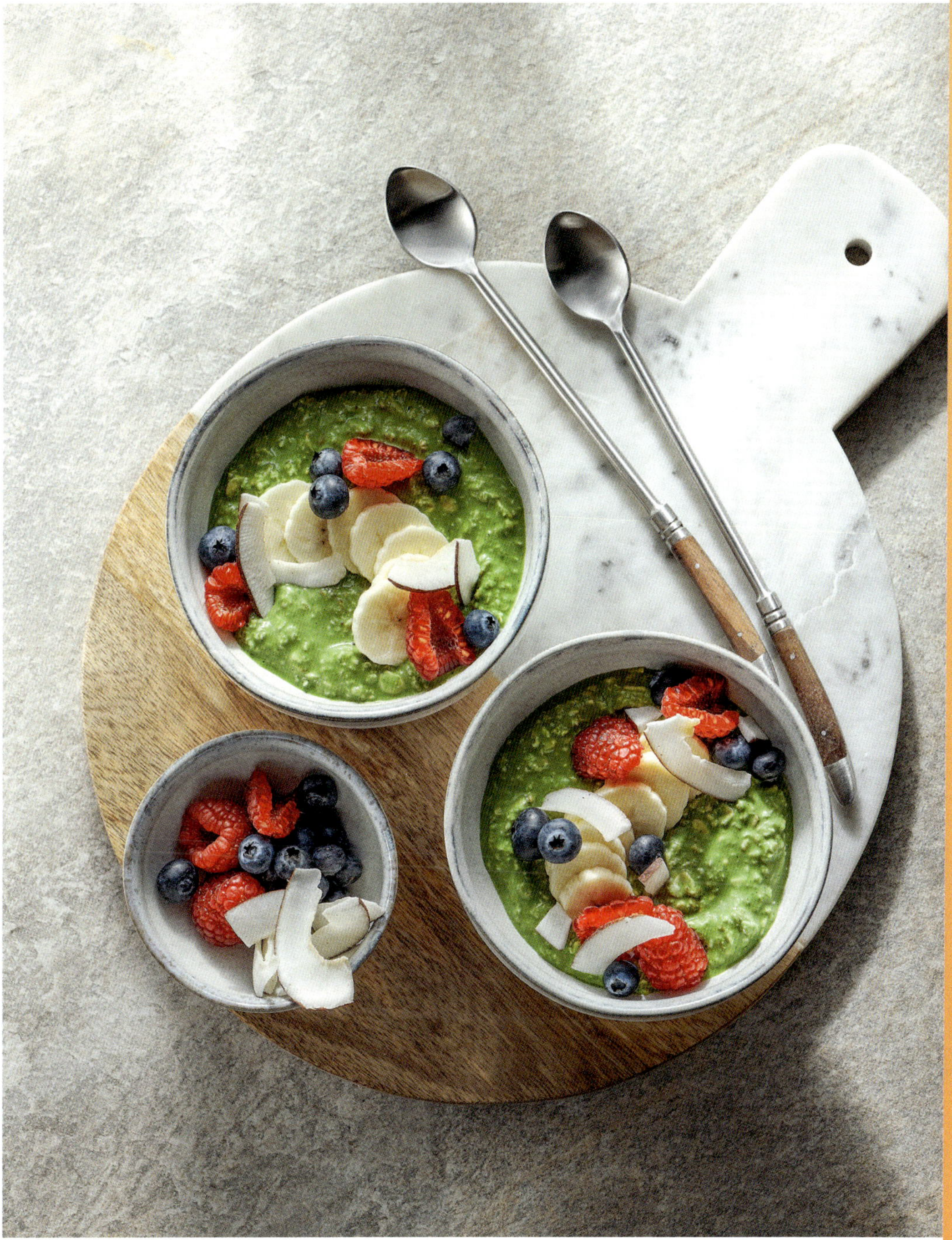

FENCHEL IN RIESLING-SAHNE

Um Kuhmilchprodukte zu vermeiden, ersetzen Sie die Sahne durch Kokossahne.

Für 4 Personen
45 Min. Zubereitung
Pro Portion ca. 290 kcal, 4 g E, 24 g F, 10 g KH

---

300 g Gemüsezwiebeln
600 g Fenchelknollen
1–2 Knoblauchzehen
3 EL Olivenöl
100 ml Riesling (oder anderer trockener Weißwein)
300 ml Gemüsebrühe
200 g Sahne
Salz
schwarzer Pfeffer
½ Bund Dill

WARMES GERICHT
VEGETARISCH

1. Die Gemüsezwiebeln schälen, längs halbieren und quer in ca. ¼ cm dicke Halbringe schneiden. Die Fenchelknollen waschen und putzen, das Grün beiseitelegen. Die Knollen senkrecht in ca. ½ cm dicke Scheiben, dann in Streifen schneiden, den Strunk dabei entfernen. Die Knoblauchzehen schälen und würfeln.

2. Zwiebeln und Knoblauch in Olivenöl glasig andünsten. Den Fenchel dazugeben und 3 Min. unter Rühren mitdünsten. Mit dem Riesling ablöschen. Die Gemüsebrühe dazugießen und aufkochen. Alles zugedeckt 10–12 Min. dünsten, bis der Fenchel knapp gar ist. Dann offen weiter köcheln lassen, bis die Flüssigkeit fast eingekocht ist.

3. Die Sahne dazugießen, aufkochen und leicht cremig einköcheln lassen. Fenchel mit Salz und Pfeffer würzen. Den Dill abbrausen und trocken schütteln, die Spitzen mit dem Fenchelgrün hacken und darüberstreuen.

Tipp

Dazu passt Blumenkohl-»Reis«. Dafür Blumenkohlröschen portionsweise im Blitzhacker zu Reiskorngröße hacken und in einer Pfanne in Butter bei mittlerer Hitze anbraten. Bei kleiner Hitze dämpfen, bis der »Reis« gar ist. Mit Salz, Pfeffer und etwas Zitronensaft würzen.

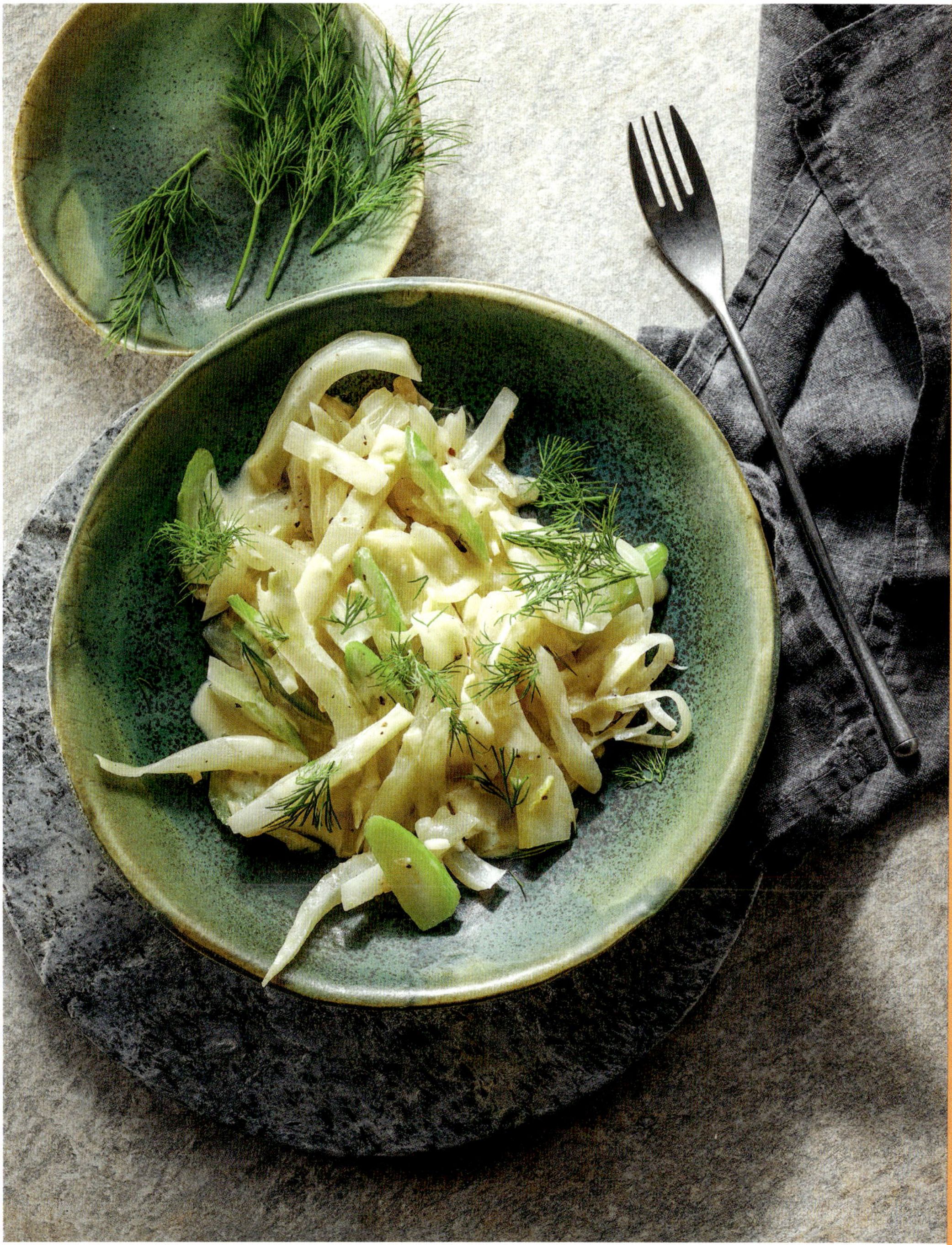

GRÜNKOHL-KOKOS-SUPPE MIT LINSEN

Statt frischem Grünkohl können Sie auch TK-Ware nehmen. Garen im Dampfdrucktopf reduziert die Lektine in den Linsen.

Für 4 Personen

50 Min. Zubereitung

Pro Portion ca. 300 kcal, 15 g E, 15 g F, 24 g KH

---

125 g grüne Puy-Linsen
1 Lorbeerblatt
Salz
800 g Grünkohl
½ Stange Lauch (weißer Teil, ca. 150 g)
150 g Brokkoli
1 grüne Chilischote
6–8 Stängel Minze
1 Bio-Limette
35 g Kokosöl
600 ml Gemüsebrühe
½ Avocado (ca. 60 g Fruchtfleisch)
200 ml Kokosmilch
frisch gemahlener grüner Pfeffer
Cayenne

WARMES GERICHT

VEGAN FOOD

1. Die Linsen abbrausen und abtropfen lassen. Mit dem Lorbeerblatt in einen Topf geben und zwei Fingerbreit Wasser angießen. Aufkochen und zugedeckt bei mittlerer Hitze nach Packungsangabe garen. Abgießen und das Lorbeerblatt entfernen, erst dann salzen.

2. Inzwischen den Grünkohl putzen, die Blätter von den Rippen zupfen, waschen und grob hacken. Den Lauch putzen, waschen, längs vierteln und quer in Stücke schneiden. Den Brokkoli waschen und zerkleinern. Die Chilischote entkernen und hacken. Die Minze abbrausen und grob hacken. Die Limette heiß waschen, die Schale fein abreiben und 2 TL Saft auspressen.

3. Kokosöl in einem Topf erhitzen. Lauch, Brokkoli und Chili darin unter Rühren in ca. 2 Min. farblos andünsten. Den Grünkohl dazugeben, weitere 2 Min. unter Rühren andünsten, dann die Brühe angießen und aufkochen. Zugedeckt 7–10 Min. köcheln lassen. Inzwischen das Fruchtfleisch der Avocado in Scheiben oder Stücke schneiden.

4. Die gekochten Linsen bis auf 2 EL mit 150 ml Kokosmilch und der Minze zur Suppe geben und nicht ganz fein pürieren. Die Suppe erneut erhitzen, aber nicht mehr kochen lassen. Mit Salz, Pfeffer, Cayenne, Limettensaft und -schale abschmecken und auf vier Schalen verteilen. Die restlichen Linsen und die restliche Kokosmilch darauf verteilen. Mit der Avocado garnieren.

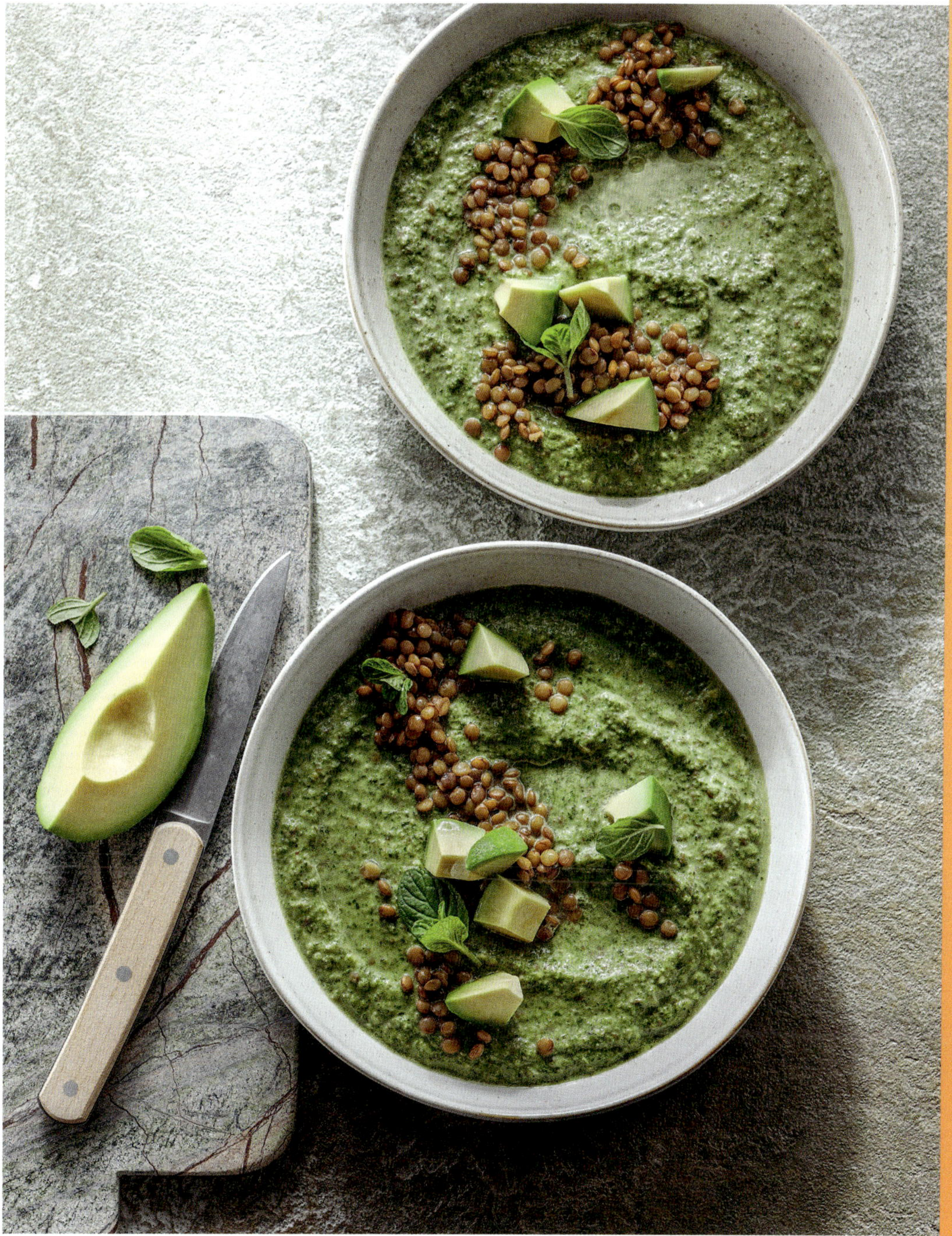

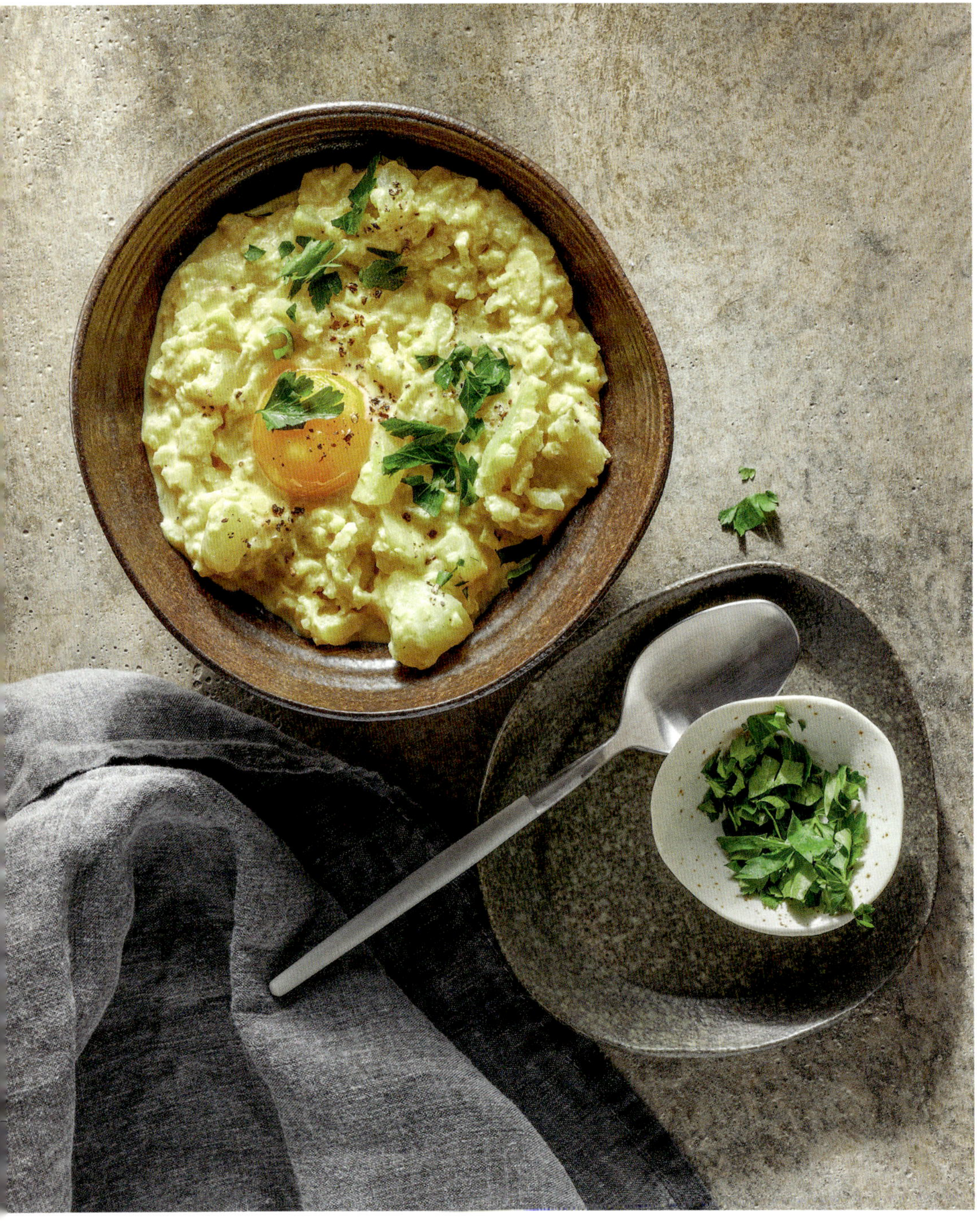

KOHLRABI-»RISOTTO« MIT POCHIERTEM EIGELB

Anstelle des veganen Bergkäses können Sie auch Parmesan verwenden.

Für 4 Personen
50 Min. Zubereitung
Pro Portion ca. 405 kcal, 17 g E, 32 g F, 10 g KH

1 kg zarte Kohlrabi
2 Schalotten
2 Knoblauchzehen
¼ TL Safranfäden
Salz
3 EL Olivenöl
20 g Butter
100 ml Gemüsefond
50 ml Noilly Prat
1 kleines Bund glatte Petersilie
75 g veganer Bergkäse
4 einzelne Eigelb (Größe L)
150 g Doppelrahm-Frischkäse
schwarzer Pfeffer

WARMES GERICHT · VEGAN FOOD

1. Die Kohlrabi-Knollen schälen und grob stückeln. Im Blitzhacker portionsweise in Größe von gekochten Reiskörnern hacken. Schalotten und Knoblauch schälen und fein hacken. Den Safran mit 1 Prise Salz mörsern, mit 1 EL Wasser mischen.

2. Öl und Butter erhitzen. Die Schalotten darin andünsten, den Knoblauch kurz mitdünsten, den Kohlrabi-»Reis« dazugeben und unter Rühren ca. 5 Min. sanft braten, ohne dass er Farbe annimmt. Alles mit Gemüsefond, Safranflüssigkeit und Noilly Prat ablöschen. Aufkochen und zugedeckt bei mittlerer Hitze ca. 10 Min. köcheln lassen, dabei ab und zu umrühren. Inzwischen die Petersilie abbrausen, trocken schütteln und hacken. Den Käse reiben. Die Eigelbe einzeln in kleine Schalen oder Tassen gleiten lassen. Kochend heißes Wasser angießen, sodass sie bedeckt sind. 4–5 Min. ziehen lassen.

3. Kohlrabi offen fertig garen, bis er weich mit etwas Biss ist und die Flüssigkeit verkocht ist. Den Frischkäse einrühren, den geriebenen Käse unterrühren und alles 1–2 Min. stehen lassen. Kräftig pfeffern, evtl. leicht salzen.

4. Auf vier Schalen verteilen. In jede Portion eine Mulde drücken. Das Wasser aus den Eigelb-Schalen vorsichtig abgießen und die Eigelbe in die Mulden setzen. Salzen, pfeffern und mit Petersilie bestreuen.

SPITZKOHL IN SAFRAN-SENF-SAHNE

Safran verleiht dem Gemüse eine gelbliche Farbe. Er soll bei Stress helfen und stimmungsaufhellend wirken.

Für 4 Personen
50 Min. Zubereitung
Pro Portion ca. 260 kcal, 6 g E, 22 g F, 9 g KH

1 Spitzkohl (800–900 g)
100 g Zwiebeln
1 ½ TL braune Senfkörner
¼ TL Safranfäden
200 ml Gemüsebrühe
½ Bund glatte Petersilie
2 EL Rapsöl
200 g Sahne
1 EL Dijonsenf
2 TL Agavendicksaft
Kräutersalz
frisch gemahlener grüner Pfeffer

1. Den Kohl waschen und längs vierteln. Den Strunk keilförmig herausschneiden. Kohl in ca. 2 cm breite Streifen und diese in Stücke schneiden. Die Zwiebeln schälen und würfeln. Die Senfkörner in einer Pfanne ohne Fett rösten, bis sie knistern. Die Safranfäden im Mörser fein zerreiben und mit der Brühe mischen. Die Petersilie abbrausen, trocken schütteln und hacken.

2. In einem Wok oder einer großen Pfanne mit Deckel das Rapsöl erhitzen. Die Zwiebeln darin glasig dünsten. Den Kohl dazugeben und ca. 2 Min. unter Rühren mitdünsten. Die Safranbrühe und die Sahne dazugießen und aufkochen. Alles zugedeckt 9–10 Min. köcheln lassen, dabei gelegentlich umrühren.

3. Den gegarten Kohl an den Rand schieben, den Senf und den Agavendicksaft in die Sauce rühren. Den Kohl wieder untermischen, alles mit Kräutersalz und Pfeffer abschmecken. Die gerösteten Senfkörner unterrühren und die gehackte Petersilie darüberstreuen.

WARMES GERICHT

VEGETARISCH

Energie-plus-Tipp

Zur Vermeidung von Kuhmilchprodukten die Sahne ersetzen durch Kokossahne. Zur Reduzierung des glykämischen Index den Agavendicksaft weglassen.

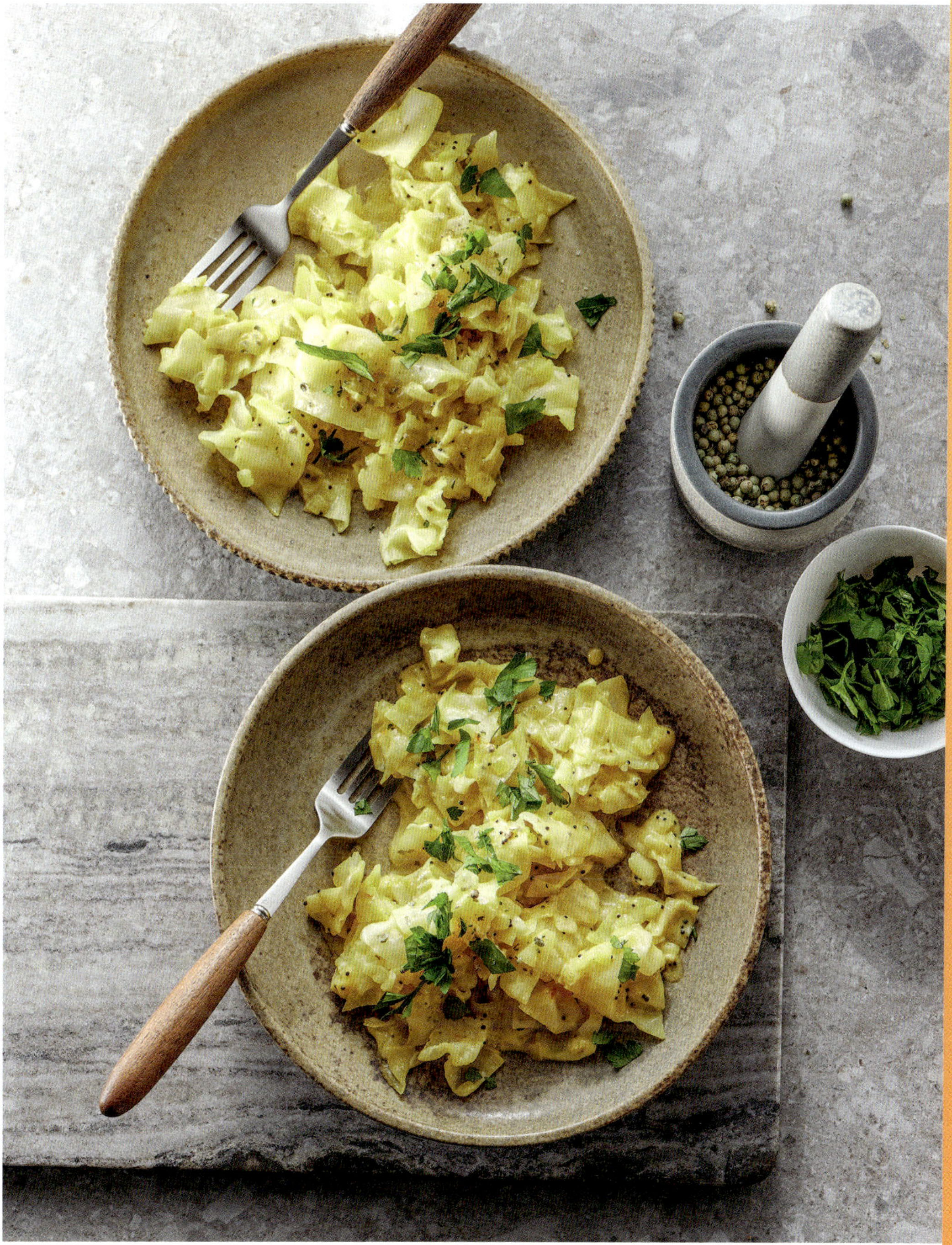

GEFÜLLTE RIESEN-CHAMPIGNONS

Wenn die Creme zu dunkel wird, die Pilze gegen Ende der Backzeit mit Alufolie abdecken.

Für 4 Personen
50 Min. Zubereitung •
30 Min. Backen
Pro Portion ca. 370 kcal, 18 g E, 29 g F, 10 g KH

---

10 g getrocknete Steinpilze
12 Riesen-Champignons (à 70 g)
300 g feste braune Champignons
100 g rote Zwiebeln
1 Bund glatte Petersilie
200 g Tofu natur
4 EL Olivenöl
Salz
schwarzer Pfeffer
frisch geriebene Muskatnuss
2–3 TL Zitronensaft
100 g weißes Mandelmus
1 EL weiße Misopaste (vegan)

---

1. Die Steinpilze in 200 ml kochend heißem Wasser ca. 20 Min. quellen lassen. Die Stiele der Riesen-Champignons herausdrehen, Lamellen herauskratzen. Die braunen Champignons mit den Stielen der Riesen-Champignons fein würfeln. Steinpilze ausdrücken und klein schneiden, die Flüssigkeit durch einen Papierfilter gießen.

2. Die Zwiebeln schälen und würfeln. Petersilie hacken. Tofu mit Küchenpapier ausdrücken, fein zerkrümeln, in 1 EL Öl bei großer Hitze 3–4 Min. rührbraten. Salzen und herausnehmen. Champignonwürfel in der Pfanne ohne Fett ca. 3 Min. rührbraten. Steinpilze 1 weitere Min. mitbraten. Salzen und herausnehmen.

3. Zwiebeln in 1 EL Öl andünsten, Tofu, Pilze zugeben, 100 ml Pilzflüssigkeit zugeben, einkochen lassen. Mit Salz, Pfeffer, Muskat und Zitronensaft abschmecken. Petersilie unterheben. Mandelmus, Miso und 2–3 EL Pilzflüssigkeit verrühren, die Hälfte davon untermischen.

4. Eine ofenfeste Form mit Öl ausstreichen. Riesen-Champignons mit übrigem Öl bepinseln und mit der Pilzmasse füllen. Die andere Hälfte der Mandelcreme darauf verteilen. Die Pilze im heißen Ofen (Mitte) 25–30 Min. backen.

WARMES GERICHT

VEGAN FOOD

Energie-plus-Tipp

Zur Reduzierung der Lektine den Tofu ersetzen durch Hanf-Tofu.

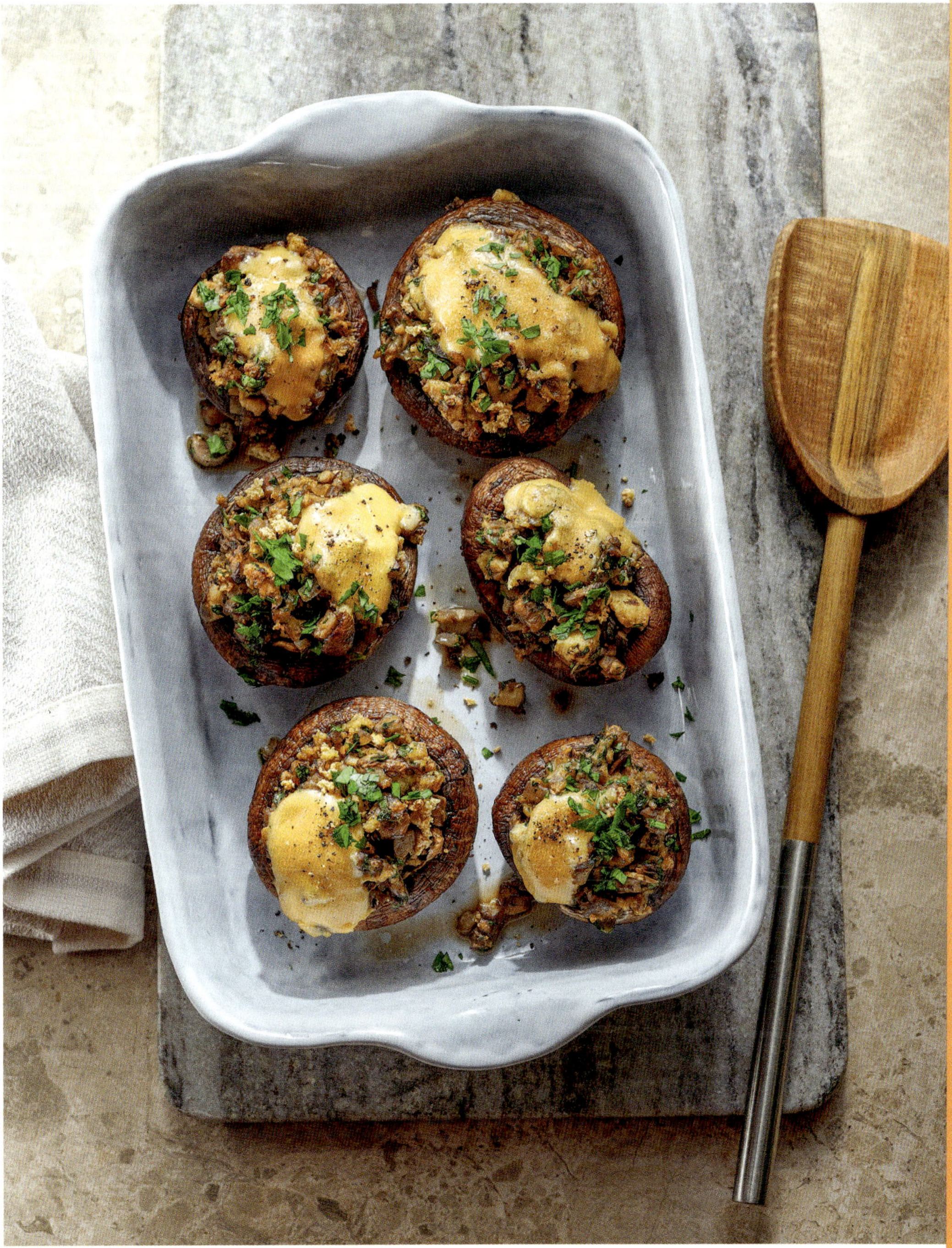

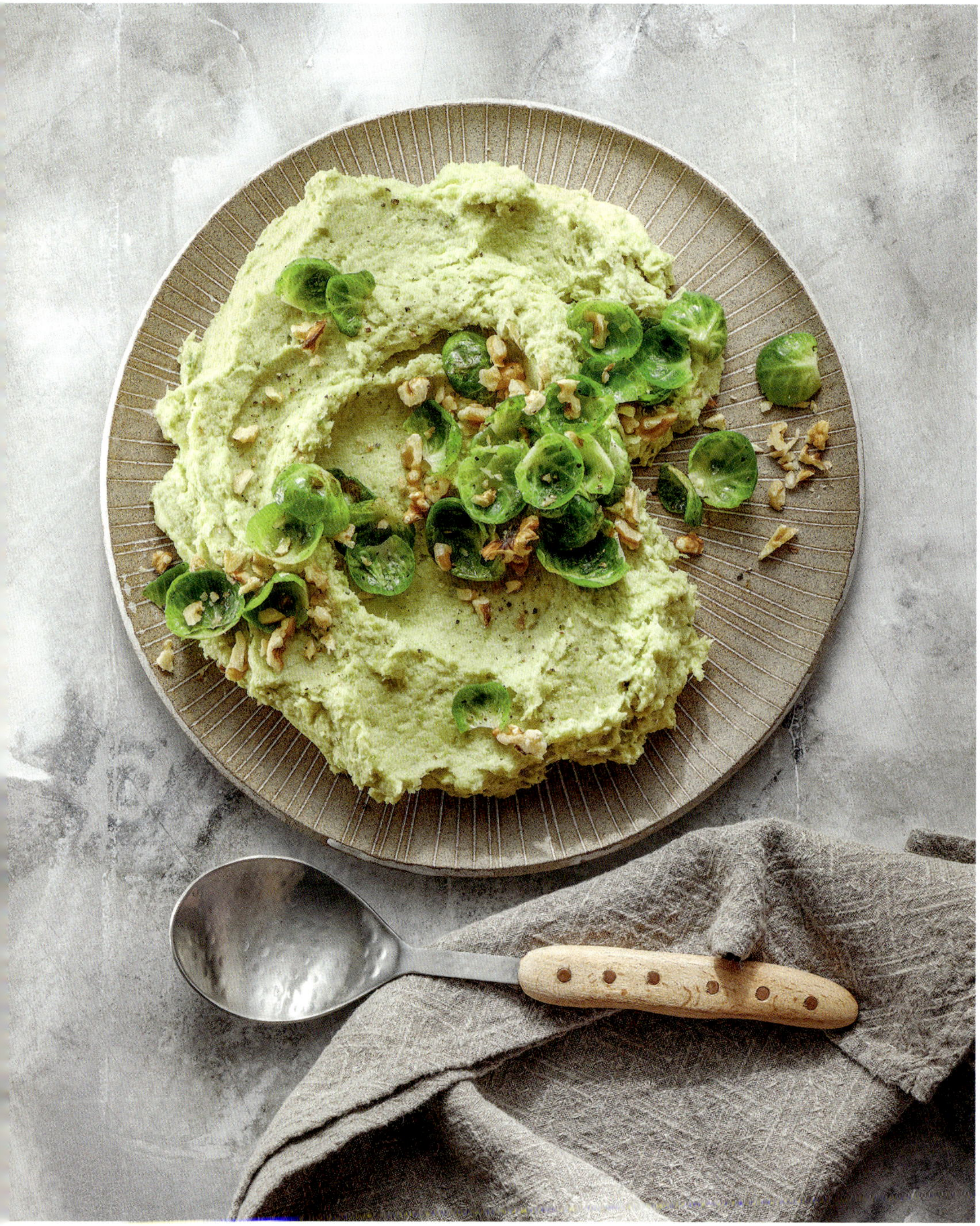

ROSENKOHL-PÜREE

Zum Rosenkohl-Püree passen Hanf-Tofu, Feta oder lauwarmer Ziegenkäse.

Für 4 Personen
35 Min. Zubereitung
Pro Portion ca. 325 kcal, 11 g E, 26 g F, 10 g KH

---

800 g Rosenkohl (oder TK-Rosenkohl)
Salz
3 Schalotten
1 EL Olivenöl
150 g Sahne
2 EL Butter
Pfeffer
frisch geriebene Muskatnuss
30 g Walnusskerne

WARMES GERICHT
VEGETARISCH

1. Den Rosenkohl putzen, den Strunk über Kreuz einschneiden, äußere Blätter ablösen. TK-Rosenkohl auftauen lassen. Die Kohlröschen in kochendem Salzwasser ca. 5 Min. garen, herausheben, abschrecken und abtropfen lassen. Das Kochwasser erneut aufkochen, Rosenkohlblätter darin ca. 30 Sek. blanchieren, dann abgießen, eiskalt abschrecken und abtropfen lassen. Die Schalotten schälen, fein würfeln.

2. Das Öl in einem breiten Topf erhitzen, die Schalottenwürfel darin bei mittlerer Hitze 2–3 Min. glasig dünsten. Kohlröschen und Sahne dazugeben. Kohl zugedeckt bei niedriger Hitze in etwa 5 Min. weich garen. Anschließend 1½ EL Butter zufügen und alles fein pürieren. Das Püree mit Salz, Pfeffer und Muskat abschmecken.

3. Übrige Butter in einer Pfanne erhitzen, Kohlblätter kurz darin schwenken, salzen. Nüsse hacken. Püree mit Rosenkohlblättern und Nüssen anrichten.

Energie-plus-Tipp

Um Kuhmilchprodukte zu vermeiden, die Sahne ersetzen durch Kokossahne.

TOPISOTTO MIT GEBRATENEN PILZEN

Dieses Rezept können Sie auf die gleiche Weise auch mit anderen Gemüsesorten zubereiten.

Für 4 Personen
55 Min. Zubereitung
Pro Portion ca. 415 kcal, 21 g E, 30 g F, 9 g KH

900 g Topinamburen
1 Zwiebel
6 EL Butter
100 ml Weißwein
600 ml Gemüsebrühe
600 g Champignons (ersatzweise Pfifferlinge oder Steinpilze)
4 Zweige Thymian
Salz, Pfeffer
3 EL Weißweinessig
4 Eier
60 g Parmesan

WARMES GERICHT

VEGETARISCH

1. Für das Topisotto die Topinamburen schälen und im Blitzhacker in reiskorngroße Stückchen hacken. Zwiebel schälen und klein würfeln. 1 EL Butter in einem Topf erhitzen und beide Gemüse 2 Min. andünsten, mit Wein ablöschen und diesen einkochen lassen. Anschließend portionsweise die Brühe angießen und unter Rühren offen einkochen lassen. Wiederholen, bis das Topisotto weich, aber noch bissfest ist. Das dauert ca. 20 Min.

2. Inzwischen die Pilze trocken abreiben und in Scheiben schneiden. Den Thymian waschen, trocken schütteln und die Blättchen von 2 Zweigen abstreifen. Die restlichen Zweige halbieren. 3 EL Butter in einer Pfanne erhitzen und die Pilze darin bei großer Hitze 3–4 Min. anbraten, mit Salz, Pfeffer und Thymianblättchen würzen. Warm halten.

3. Für die pochierten Eier in einem Topf 2 l Wasser mit dem Essig knapp zum Sieden bringen. 1 Ei in eine Tasse aufschlagen. Mit einem Kochlöffel im Topf einen Strudel erzeugen, das Ei hineingleiten lassen und bei mittlerer Hitze in 3–4 Min. garen. Herausheben und in warmem Salzwasser warm halten. Restliche Eier genauso zubereiten.

4. 30 g Parmesan reiben, den Rest grob hobeln. Geriebenen Parmesan und übrige Butter unter das Topisotto rühren, salzen und pfeffern. Topisotto auf vier Teller verteilen, Pilze und Parmesanspäne daraufgeben. Eier mittig daraufsetzen und mit Thymianzweigen garnieren.

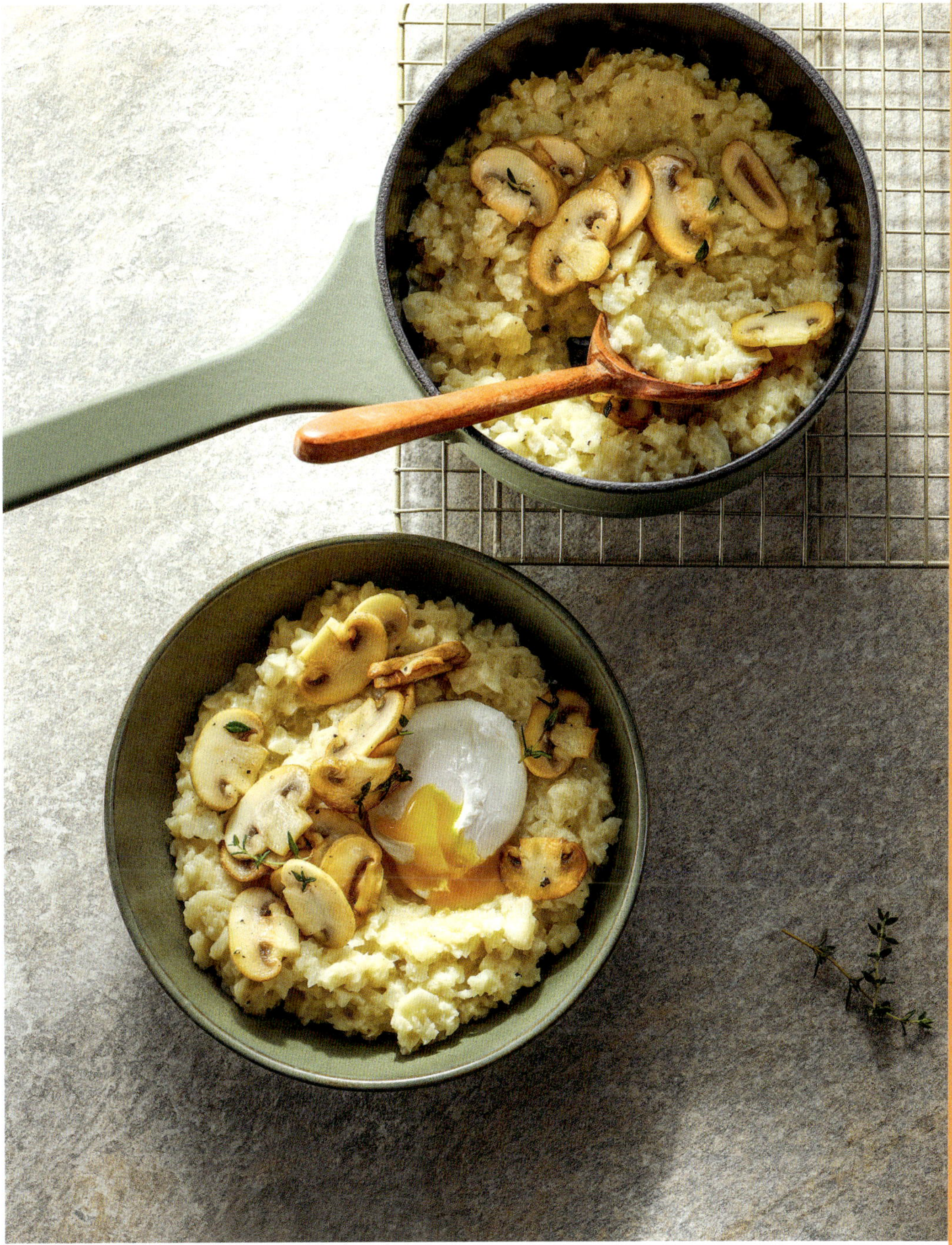

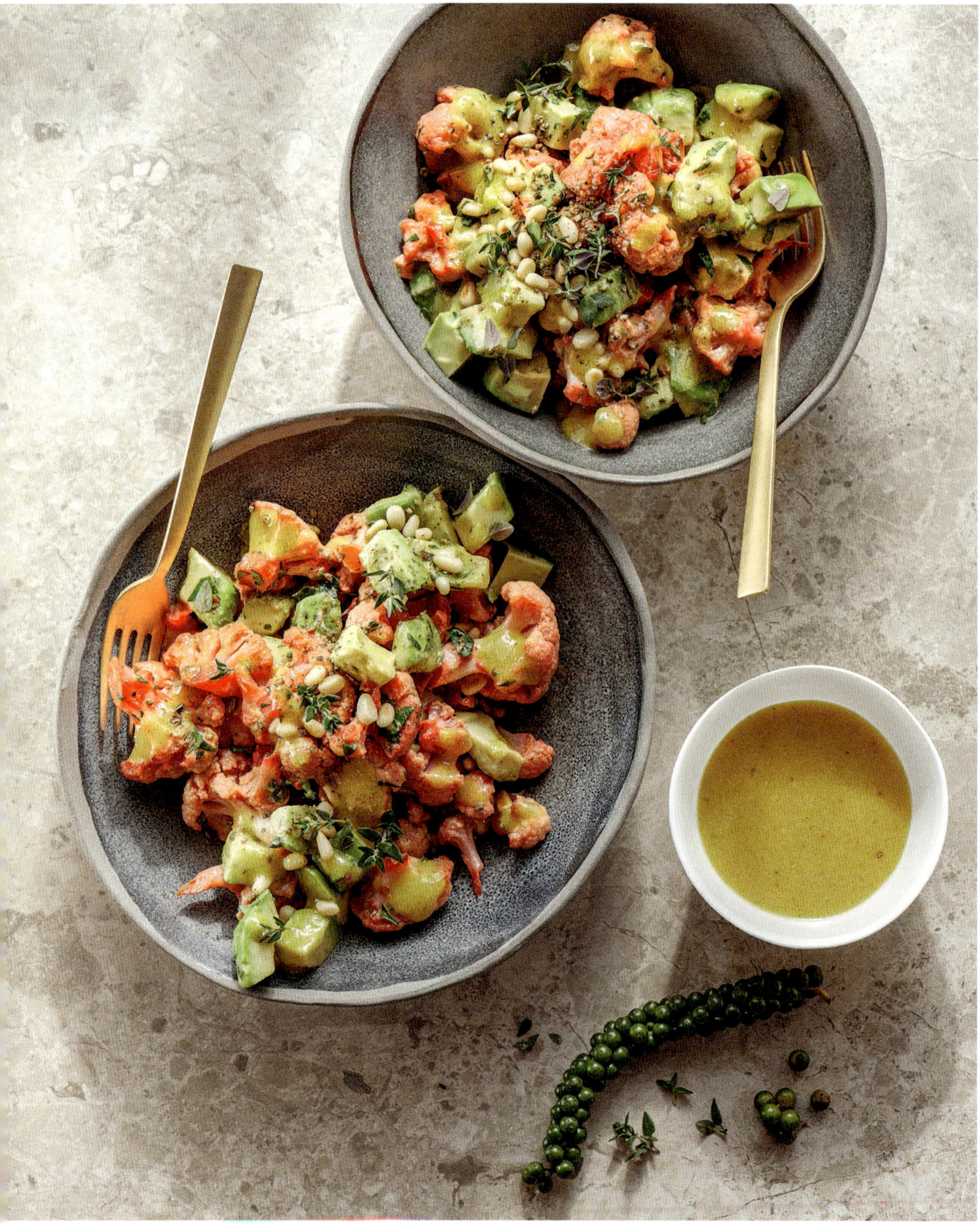

PINK BLUMENKOHL-SALAT

Es gibt auch violetten Blumenkohl. Er enthält mehr Vitamine als die weißen Sorten und schmeckt aromatischer.

Für 4 Personen
40 Min. Zubereitung
Pro Portion ca. 490 kcal, 19 g E, 42 g F, 18 g KH

---

700 g Blumenkohlröschen
500 ml Rote-Bete-Saft
1 Lorbeerblatt
ca. 300 ml Gemüsebrühe
Salz
30 g Pinienkerne
4 Zweige Thymian
½ Bund glatte Petersilie
1 EL Dijonsenf
1 TL Agavendicksaft
grüner Pfeffer
3–4 TL Zitronensaft
4 EL Olivenöl
2 kleine Avocados

KALTES GERICHT

VEGAN FOOD

1. Die Blumenkohlröschen waschen und mit dem Rote-Bete-Saft und Lorbeerblatt in einen Topf geben. Die Gemüsebrühe dazugießen, sodass die Röschen bedeckt sind. Die Röschen salzen, aufkochen und in 5–6 Min. bissfest kochen, dann ausdampfen lassen.

2. Die Pinienkerne in einer Pfanne ohne Fett goldgelb rösten. Den Thymian und die Petersilie abbrausen und trocken schütteln. Blättchen abzupfen bzw. abstreifen. Thymianblättchen auch hacken.

3. Den Dijonsenf mit Agavendicksaft, Salz, frisch gemahlenem grünem Pfeffer und dem Zitronensaft verrühren, das Olivenöl unterschlagen. Die Avocados halbieren, entkernen, dann das Fruchtfleisch herausheben und würfeln, sofort mit der Vinaigrette mischen, dann die Blumenkohlröschen und die Kräuter unterheben. Den Salat mit den Pinienkernen bestreuen.

Energie-plus-Tipp

Zur Reduzierung des glykämischen Index den Agavendicksaft weglassen.

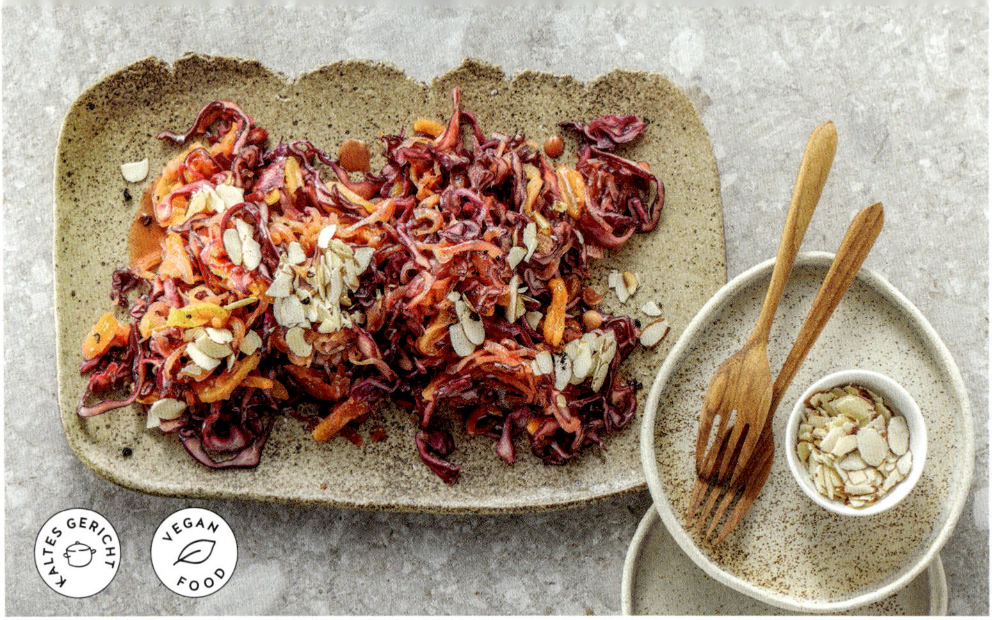

ROTKOHL-APRIKOSEN-SALAT

Zur Reduzierung des glykämischen Index den Rohrzucker weglassen.

Für 4 Personen • 10 Min. Zubereitung
Pro Portion ca. 370 kcal, 8 g E, 15 g F, 46 g KH

ca. 500 g Rotkohl • 1 ½ TL Salz • 150 g getrocknete Aprikosen • 250 g rote Zwiebeln • 3 EL Rapsöl • 2 EL Rohrzucker • 600 ml Orangensaft • Vanille-Pfeffer (oder schwarzer Pfeffer) • Tasmanischer Bergpfeffer • frisch geriebene Tonkabohne • 1–2 TL Aceto balsamico • 50 g Mandelblättchen

1. Den Kohl ohne Strunk fein hobeln, in einer Schüssel mit dem Salz bestreuen und mit den Händen gut durchkneten.

2. Die Aprikosen in Streifen schneiden. Die Zwiebeln schälen, in sehr dünne Streifen schneiden und in Rapsöl in 7–8 Min. bei kleiner Hitze weich dünsten. Mit dem Zucker bestreuen und diesen unter Rühren schmelzen lassen. Den Orangensaft dazugießen und aufkochen, die Aprikosen dazugeben. Die Flüssigkeit auf ein Drittel einkochen lassen, heiß über den Kohl gießen. Salat mind. 30 Min. durchziehen lassen, dabei öfter wenden.

3. Den Salat mit Salz, Pfeffer, Tonkabohne und Aceto balsamico abschmecken. Die ohne Fett goldgelb gerösteten Mandelblättchen unterheben.

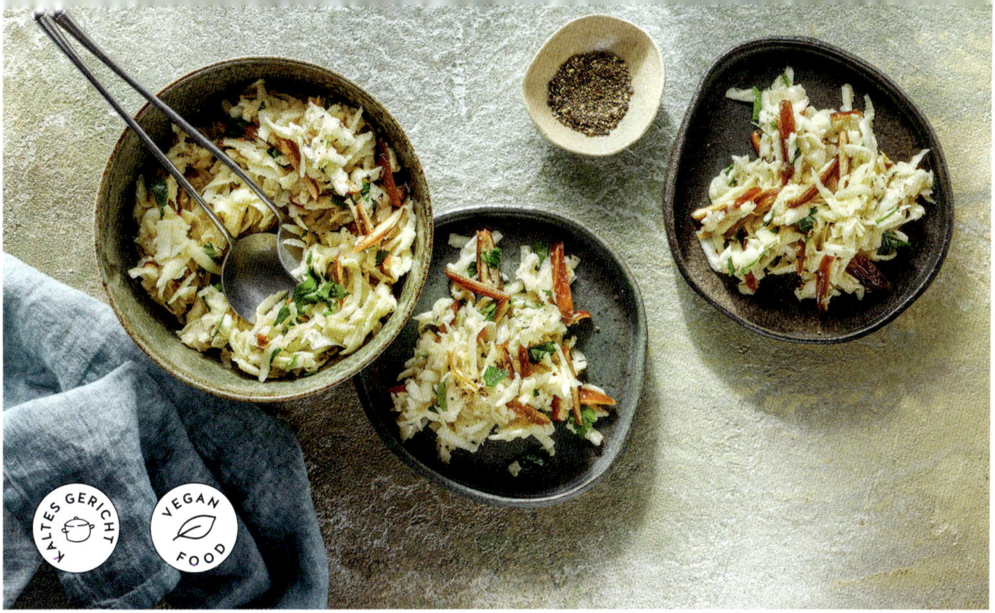

PETERSILIENWURZEL-SALAT MIT DATTELN

Wem der Geschmack der Petersilienwurzel zu kräftig ist, kann sie durch die süßlicheren Pastinaken ersetzen.

Für 4 Personen • 25 Min. Zubereitung • 30 Min. Marinieren
Pro Portion ca. 220 kcal, 3 g E, 11 g F, 26 g KH

1 EL Dijonsenf • 2 EL Apfelessig • 50 g Orangenmarmelade • Salz • schwarzer Pfeffer • 4 EL Walnussöl • 500 g Petersilienwurzeln • 1 Bund glatte Petersilie • 80 g getrocknete Datteln

1. Für die Vinaigrette den Senf mit dem Essig und der Marmelade verrühren. Mischung mit Salz und Pfeffer würzen. Nach und nach das Walnussöl unterschlagen.

2. Die Petersilienwurzeln schälen, mittelfein raspeln und sofort mit der Vinaigrette mischen. Die Petersilie abbrausen und grob hacken. Die Datteln entkernen und quer in schmale Streifen schneiden. Alles mischen und mind. 30 Min. durchziehen lassen.

Energie-plus-Tipp

Zur Reduzierung des glykämischen Index die Orangenmarmelade reduzieren oder ganz weglassen.

ROTE-BETE-LINSEN-SALAT

Für eine kleine Vorspeise die Rote Bete sehr fein würfeln. Den fertigen Salat in kleinen Gläschen anrichten.

Für 4 Personen
45 Min. Zubereitung
Pro Portion ca. 310 kcal, 11 g E, 14 g F, 32 g KH

---

125 g schwarze Belugalinsen
1 Lorbeerblatt
1 EL Dijonsenf
1 EL Ahornsirup
2 EL Apfelbalsamessig
Meersalz
gemahlener Bergpfeffer
1 TL Lemon Myrtle (oder abgeriebene Bio-Zitronenschale)
4 EL Macadamia-Nussöl
300 g vorgegarte Rote Bete (vakuumverpackt)
250 g Blaubeeren
30 g grüne Pistazienkerne
1 Bund Koriandergrün

KALTES GERICHT

VEGAN FOOD

1. Die Linsen in einem Sieb waschen und mit Lorbeer und genug Wasser (gut 2 Finger über den Linsen) in einen Topf geben. Alles aufkochen und zugedeckt in 25–30 Min. gar köcheln lassen.

2. Inzwischen Senf, Ahornsirup, Essig, Salz, Pfeffer und Lemon Myrtle verrühren, nach und nach das Öl unterschlagen. Rote-Bete-Knollen würfeln oder in Spalten schneiden und mit der Vinaigrette mischen. Die Blaubeeren verlesen, waschen und abtropfen lassen. Die Pistazienkerne grob hacken. Das Koriandergrün abbrausen, trocken schütteln und hacken.

3. Die Linsen abgießen, das Lorbeerblatt entfernen. Die Linsen jetzt erst salzen und zu den Roten Beten geben. Alles abkühlen lassen, evtl. nochmals nachwürzen. Vor dem Servieren die Blaubeeren untermischen, Salat mit Koriandergrün und Pistazien bestreuen.

Energie-plus-Tipp

Zur Reduzierung des glykämischen Index am besten den Ahornsirup ganz weglassen.
Zur Reduzierung der Lektine die Linsen im Dampfdrucktopf nach Herstellerangaben garen.

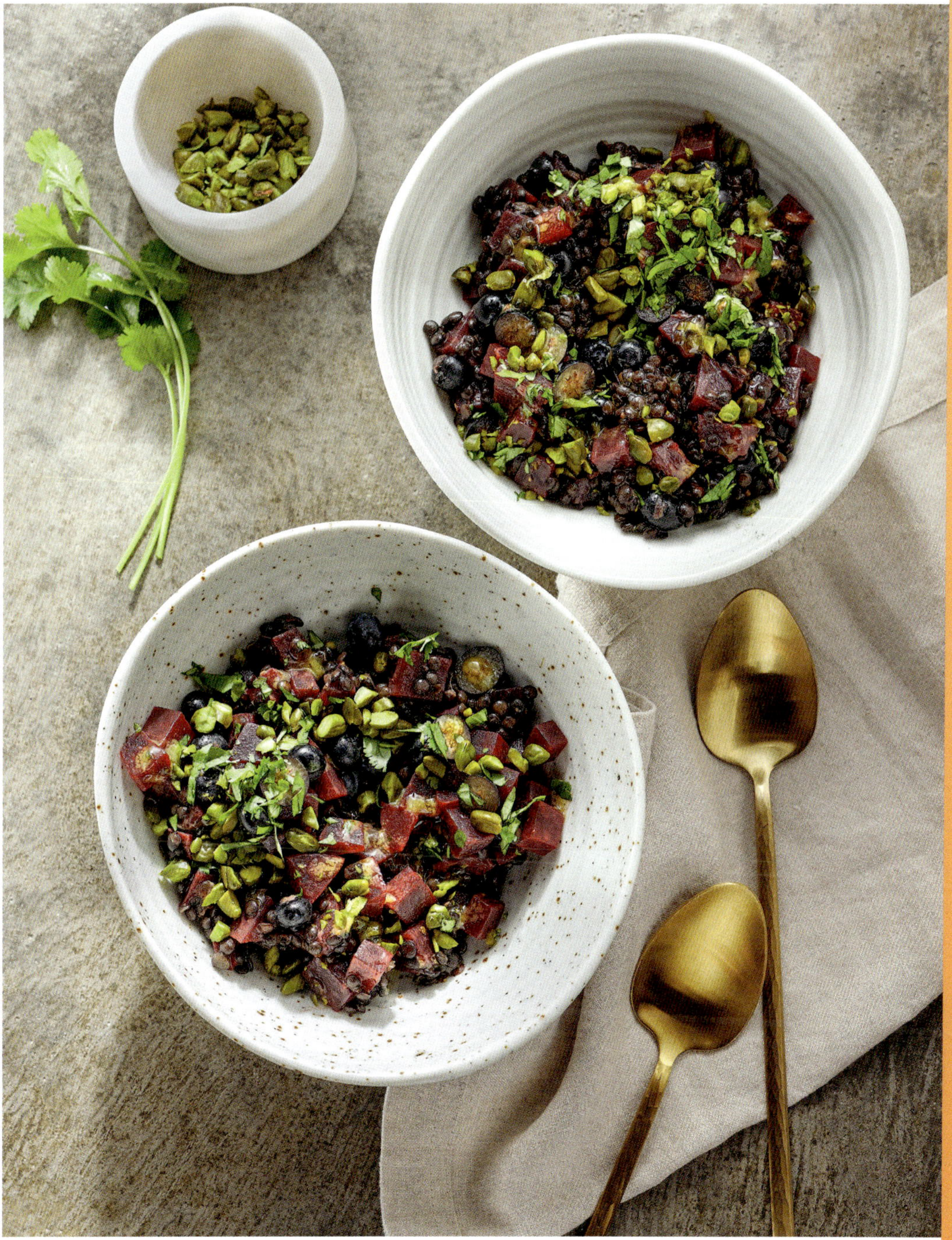

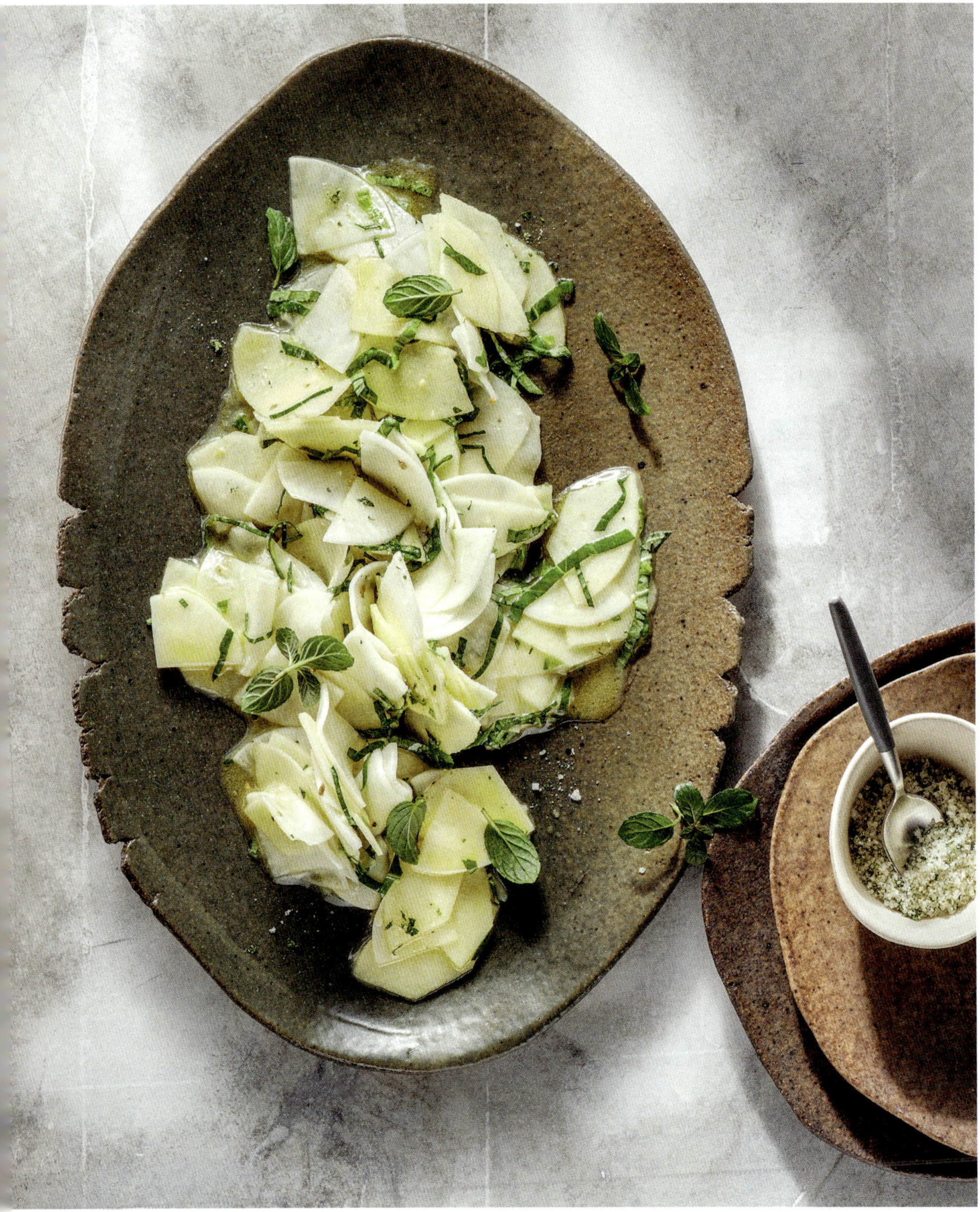

MAIRÜBEN-APFEL-SALAT

Später im Jahr können Sie die Mairüben, auch Navetten genannt, durch Teltower Rübchen und Herbstrüben ersetzen.

Für 4 Personen

20 Min. Zubereitung

Pro Portion ca. 200 kcal, 1 g E, 13 g F, 16 g KH

---

2 EL Apfelbalsamessig
1 ½ EL Agavendicksaft
2 TL Dijonsenf
Kräutersalz
frisch gemahlener grüner Pfeffer
5 EL Zitronen-Olivenöl (oder mildes Olivenöl)
450 g Äpfel
500 g Mairüben (nur die Knollen)
½ Bund Minze
½ Bund Basilikum

KALTES GERICHT

VEGAN FOOD

1. Den Apfelbalsamessig mit dem Agavendicksaft, Dijonsenf, Kräutersalz und Pfeffer verrühren. Nach und nach das Zitronen-Olivenöl unterschlagen.

2. Die Äpfel schälen, vierteln, entkernen und quer feinblättrig hobeln. Sofort mit der Vinaigrette mischen. Die Mairüben schälen, waschen, vierteln und ebenfalls feinblättrig hobeln. Mit den Äpfeln mischen.

3. Die Minze und das Basilikum abbrausen und trocken schütteln. Die Blättchen in Streifen schneiden und unter den Salat mischen.

Energie-plus-Tipp

Zur Reduzierung des glykämischen Index den Agavendicksaft am besten weglassen.

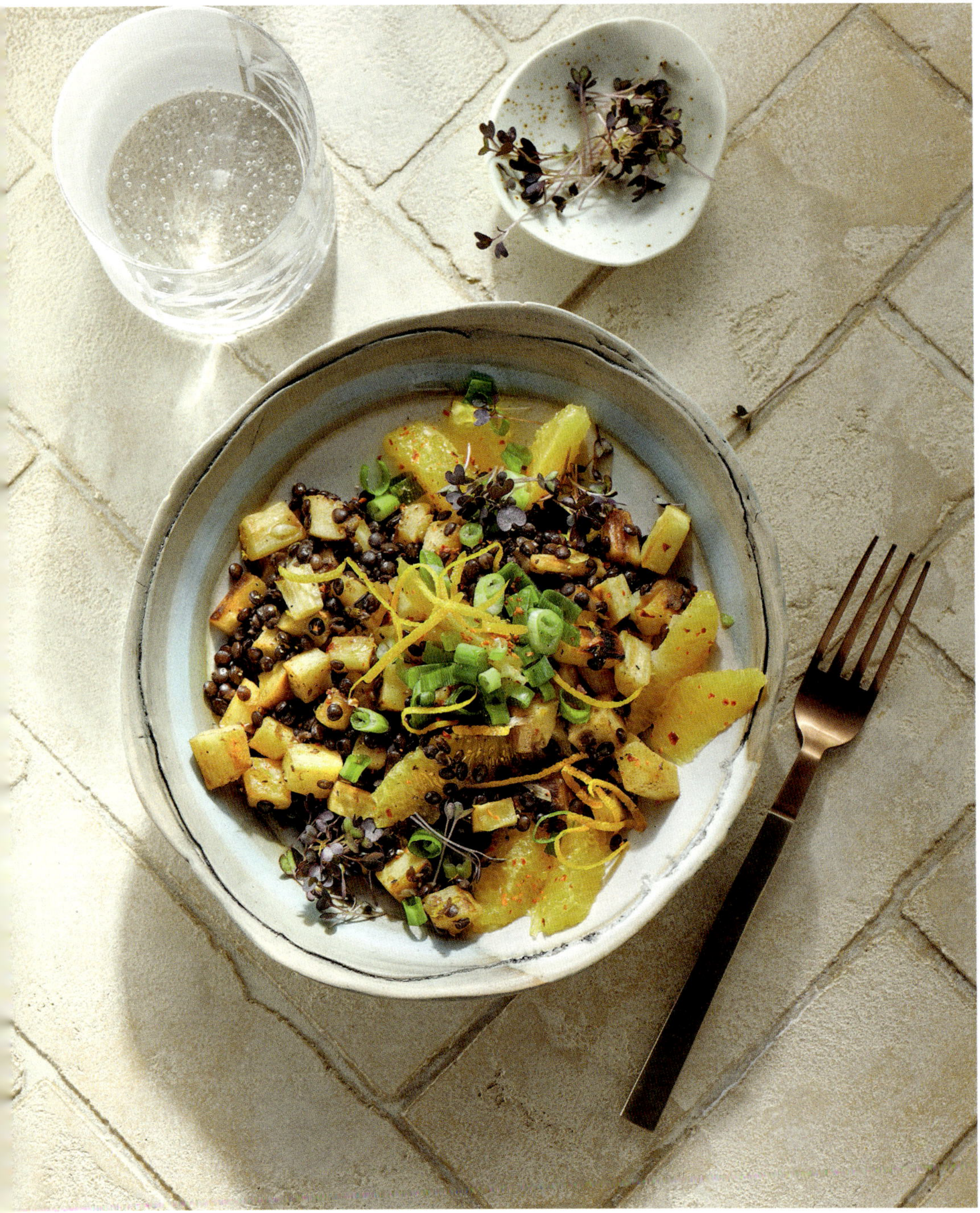

PASTINAKEN-LINSEN-SALAT

Linsen stellen eine wertvolle Proteinquelle dar. Zur Reduzierung der Lektine die Linsen im Dampfdrucktopf garen.

Für 4 Personen

50 Min. Zubereitung

Pro Portion ca. 285 kcal, 11 g E, 9 g F, 38 g KH

---

125 g schwarze Belugalinsen
1 Lorbeerblatt
3 Bio-Orangen
500 g Pastinaken
3 EL Olivenöl
Salz
schwarzer Pfeffer
1 Bund Frühlingszwiebeln
3–4 EL Apfelbalsamessig
1 Kästchen rote Daikonkresse
½–1 TL Chiliflocken

KALTES GERICHT

VEGAN FOOD

1. Die Linsen in einem Sieb waschen und mit Lorbeer und genug Wasser (gut 2 cm über den Linsen) in einen Topf geben. Aufkochen und Linsen zugedeckt in 25–30 Min. gar köcheln lassen.

2. Inzwischen 1 Orange heiß waschen, die Schale mit dem Zestenreißer abziehen. Saft auspressen. Die übrigen Orangen schälen und filetieren, den dabei austretenden Saft auffangen. Pastinaken schälen und in Würfel schneiden. Pastinakenwürfel im Öl in 5–8 Min. bei mittlerer Hitze unter gelegentlichem Rühren goldgelb braten. Pastinaken mit Salz und Pfeffer würzen.

3. Inzwischen die Frühlingszwiebeln putzen und waschen. Die weißen Teile schräg in 2 cm große Stücke schneiden, die grünen in schmale Ringe. Das Zwiebelweiß zu den Pastinaken geben und 1–2 Min. bei mittlerer Hitze mitbraten. Den Orangensaft dazugießen und einkochen lassen.

4. Die Linsen abgießen, das Lorbeerblatt entfernen. Die Linsen salzen und zu den Pastinaken geben. Mischung mit dem Apfelbalsamessig abschmecken und lauwarm abkühlen lassen, evtl. nochmals nachwürzen. Salat mit den Orangenfilets anrichten.

5. Die Kresse abschneiden und mit Orangenzesten, Zwiebelgrün und Chiliflocken nach Geschmack darüberstreuen.

ROTE-BETE-HUMMUS

Zur Reduzierung des glykämischen Index lassen Sie die Granatapfelmelasse am besten ganz weg.

Für 4 Personen

20 Min. Zubereitung

Pro Portion ca. 275 kcal, 8 g E, 16 g F, 26 g KH

---

1 Bio-Limette
300 g vorgegarte Rote Bete (vakuumverpackt)
75 g Mandelmus (oder Cashew-Nussmus)
75 g Ziegenfrischkäse
3 EL Granatapfelmelasse
Salz
schwarzer Pfeffer
½ TL Chiliflocken
1 Kopf Radicchio
1–2 EL Granatapfelkerne
Rosen-Zatar

KALTES GERICHT

VEGETARISCH

1. Die Limette heiß waschen, die Hälfte der Schale mit dem Zestenreißer abziehen, den Rest abreiben, die Limette ausdrücken.

2. Die Rote Bete in grobe Stücke schneiden, mit dem Mandelmus, dem Ziegenfrischkäse und der Granatapfelmelasse pürieren. Mit Salz, Pfeffer und der Limettenschale würzen. Nach Belieben mit 2–3 Spritzern Limettensaft abschmecken. Mit Chiliflocken bestreuen.

3. Vom Radicchio die Blätter ablösen, waschen und trocken tupfen. Hummus darauf anrichten und mit Granatapfelkernen und etwas Rosen-Zatar bestreuen.

Tipp

Rosen-Zatar bekommen Sie in Eine-Welt-Läden oder türkischen Geschäften. Ersatzweise können Sie dafür auch gerösteten Sesam und Schwarzkümmel verwenden.